漫话肿瘤科疾病

<table>
<tr><td>主　　审</td><td>吴欣娟</td><td>李继平</td></tr>
<tr><td>总 主 编</td><td>蒋　艳</td><td>唐怀蓉</td></tr>
<tr><td>主　　编</td><td>李俊英</td><td>陈华英</td></tr>
<tr><td>副 主 编</td><td>郑儒君</td><td>符　琰</td></tr>
</table>

编者（按姓氏笔画排序）

马　丽	王乙舒	朱　宁	刘　娟	许辉琼
杜宜超	李　红	李佳岭	李俊英	李洪娟
李蕾帆	吴薛滨	何赟莉	汪秀云	沈　红
张晓霞	陈华英	郑儒军	胡小霞	钟　婷
钟善琼	骆　姣	陶　琳	符　琰	韩满霞
曾小红	谢玲玲	谭　月		

编写秘书　李佳岭

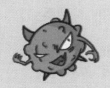

人民卫生出版社
·北京·

图书在版编目（CIP）数据

漫话肿瘤科疾病 / 李俊英，陈华英主编．—北京：人民卫生出版社，2021.10

（临床护理健康教育指导丛书）

ISBN 978-7-117-32231-7

Ⅰ.①漫… Ⅱ.①李… ②陈… Ⅲ.①肿瘤−诊疗 Ⅳ.①R73

中国版本图书馆CIP数据核字（2021）第206258号

| 人卫智网 | www.ipmph.com | 医学教育、学术、考试、健康，购书智慧智能综合服务平台 |
| 人卫官网 | www.pmph.com | 人卫官方资讯发布平台 |

漫话肿瘤科疾病
Manhua Zhongliuke Jibing

主　　编：李俊英　陈华英
出版发行：人民卫生出版社（中继线 010-59780011）
地　　址：北京市朝阳区潘家园南里 19 号
邮　　编：100021
E - mail：pmph @ pmph.com
购书热线：010-59787592　010-59787584　010-65264830
印　　刷：保定市中画美凯印刷有限公司
经　　销：新华书店
开　　本：710×1000　1/16　印张：8
字　　数：135 千字
版　　次：2021 年 10 月第 1 版
印　　次：2021 年 11 月第 1 次印刷
标准书号：ISBN 978-7-117-32231-7
定　　价：52.00 元

打击盗版举报电话：010-59787491　**E-mail：WQ @ pmph.com**
质量问题联系电话：010-59787234　**E-mail：zhiliang @ pmph.com**

序

　　健康是立身之本，全民健康是立国之基。落实《"健康中国 2030"规划纲要》精神，提升健康素养已成为提高全民健康水平最根本、最经济、最有效的措施之一。为满足大众日益增长的健康需求，提高护理人员对患者及家属健康宣教的效果，四川大学华西医院护理部组织编写了"临床护理健康教育指导丛书"。

　　该套丛书兼顾不同受众人群的健康需求特点，以十个临床常见专科或系统的疾病护理为落脚点，由临床一线护理人员绘制原创科普漫画，把专业、晦涩的专科理论转变为通俗易懂的图文知识。整套丛书紧贴临床、生动有趣、深入浅出，翔实地介绍了常见疾病健康宣教知识，真正做到了科普服务于临床、服务于读者，是一套不可多得的、兼具临床健康教育指导及健康知识科普的读物，适于护理人员、患者及家属阅读。

　　在丛书即将面世之际，愿其能有助于提升临床护理工作者科普宣教能力，为专科护理人才队伍建设和优质护理服务质量提升作出重要贡献。同时，也希望这套丛书能帮助广大患者及家属了解疾病基础知识及康复措施，为健康中国战略的推进贡献力量。

李　

2021 年 2 月

前 言

随着社会的发展，人口老龄化速度加快，肿瘤发病率与死亡率持续上升，肿瘤成为威胁人民群众生命健康的重大疾病之一。2018 年全球癌症统计数据显示，我国癌症发生率为 201.7/10 万，死亡率为 130.1/10 万，癌症造成的社会负担越来越重。肿瘤疾病患者在患病后承受着疾病本身、心理社会和经济等多方面的压力，对肿瘤疾病相关的健康知识和信息需求迫切。许多基层医院人力配备不足，又缺乏相关科普指导丛书，无法开展有效的与肿瘤疾病相关的健康教育。同时为响应国家卫生健康委等 10 部门联合制定的《健康中国行动——癌症防治实施方案（2019—2022 年）》号召，为肿瘤科医务人员提供具有专业性、科学性、普适性、通俗性的健康教育书籍，我们编写了《漫话肿瘤科疾病》。

本书从肿瘤治疗、护理、康复等过程中需要掌握的知识要点、患者常见的疑问和常遇到的实际问题出发，采用图文对照形式进行编写，内容深入浅出，文字简明扼要。本书的亮点在于以生动形象的漫画、通俗易懂的语言对各类肿瘤疾病的治疗、症状管理、安宁疗护等内容进行阐述。期望本书能为肿瘤科医务人员在进行健康宣教及解答相关问题时提供参考，同时本书也可供肿瘤患者及其家属、对肿瘤疾病感兴趣的医学生及社会大众使用。

本书在编写过程中得到了四川大学华西医院护理部及相关科室领导的大力支持和帮助，在此向他们致以真诚的感谢。鉴于时间紧迫及编写人员水平所限，不足之处在所难免，恩请广大读者批评指正！

李俊英

2021 年 6 月

目　录

第一章　漫话肿瘤君

第一节　肺癌

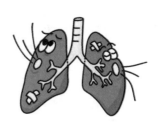

一、不吸烟为什么也会得肺癌？ / 2

二、得了肺癌会有哪些表现？ / 3

三、肺癌有哪些类型？ / 4

四、为了进一步明确是哪种肺癌，需要做哪些检查？ / 4

五、肺癌的治疗方式有哪些？ / 5

第二节　食管癌

一、不酗酒，为什么也会得食管癌？ / 7

二、得了食管癌会有哪些表现？ / 7

三、食管癌有哪些类型？ / 9

四、为了进一步明确是哪种食管癌，需要做哪些检查？ / 9

五、食管癌的治疗方式有哪些？ / 11

第三节　乳腺癌

一、为什么会得乳腺癌？ / 14

二、乳房发现肿块，就是乳腺癌吗？ / 16

三、乳腺癌有哪些类型？ / 17

四、为了进一步明确是哪种乳腺癌，需要做哪些检查？ / 18

五、得了乳腺癌就一定要切除乳房吗？ / 18

六、乳腺癌的治疗方式有哪些？ / 19

七、得了乳腺癌能喝豆浆吗？ / 20

第四节 鼻咽癌

一、慢性鼻炎会演变成鼻咽癌吗？ / 21

二、哪些人容易患鼻咽癌？ / 21

三、得了鼻咽癌会有哪些表现？ / 23

四、鼻咽癌有哪些类型？ / 24

五、为了进一步明确是哪种鼻咽癌，需要做哪些检查？ / 25

六、鼻咽癌的治疗方式有哪些？ / 26

七、鼻咽癌放疗期间为什么要做好鼻腔冲洗？ / 27

第五节 淋巴瘤

一、什么是淋巴瘤？ / 28

二、为什么会发生淋巴瘤？ / 28

三、淋巴瘤都是恶性肿瘤吗？ / 28

四、淋巴瘤有哪些类型？ / 29

五、得了淋巴瘤会有哪些表现？ / 30

六、淋巴结肿大或淋巴组织增生就是淋巴瘤吗？ / 30

七、淋巴瘤的治疗方式有哪些？ / 31

八、淋巴瘤都要进行造血干细胞移植吗？ / 32

第六节 肝癌

一、肝癌是乙肝患者最后的宿命吗？ / 33

二、甲胎蛋白高一定是肝癌吗？ / 33

三、得了肝癌后会有哪些表现？ / 34

四、肝癌有哪些类型？ / 35

五、为了进一步明确是哪种肝癌，需要做哪些检查？ / 36

六、肝癌的治疗方式有哪些？ / 37

七、经导管动脉栓塞化疗能"饿死"肿瘤细胞吗？ / 39

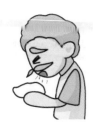

第七节　结肠癌

一、平时饮食清淡，为什么也会得结肠癌？ / 40

二、得了结肠癌有哪些表现？ / 41

三、结肠癌为什么越早发现越好？ / 42

四、结肠癌有哪些类型？ / 43

五、为了进一步明确是哪种结肠癌，需要做哪些检查？ / 44

六、结肠造口术后如何观察造口是否正常？ / 45

七、造瘘患者还可以做结肠镜检查吗？ / 46

八、结肠癌患者还可以进食高纤维素食物吗？ / 47

第八节　胃癌

一、胃癌的危险因素有哪些？ / 48

二、得了胃癌会有哪些表现？ / 49

三、胃癌会遗传吗？ / 50

四、胃癌有哪些类型？ / 50

五、确诊胃癌需要完善哪些检查？ / 51

六、胃大部切除术后怎么吃饭？ / 52

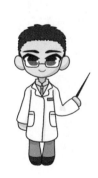

第二章
漫话肿瘤治疗

第一节　化疗

一、化疗和放疗有什么区别？/ 54

二、化疗都会导致患者恶心、呕吐吗？ / 54

三、化疗都会导致患者掉头发吗？ / 55

四、输化疗药时，护士为什么建议安置中心静脉导管？ / 56

五、化疗期间，为什么要多喝水？ / 57

六、化疗时，皮肤会变黑吗？ / 57

第二节 放疗

一、放疗前需要做哪些准备？ / 58

二、放疗期间应如何保护放疗部位的皮肤？ / 59

三、胸部肿瘤放疗期间，身体出现哪些特殊不适时
应告知医护人员？ / 60

四、腹部肿瘤放疗期间，身体出现哪些特殊不适时应告知医护人员？ / 61

五、出现让人"痛不欲生"的口腔黏膜炎，要注意些什么？ / 62

六、放疗部位皮肤发生脱皮、渗液时，要注意些什么？ / 63

第三节 靶向治疗

一、什么是靶向药物？ / 64

二、靶向药物有哪些类型？ / 64

三、一代、二代、三代靶向药物是什么？ / 64

四、为什么要做基因测序？ / 65

五、靶向治疗期间，可能会有哪些副作用？ / 66

第四节 免疫治疗

一、什么是免疫治疗？ / 69

二、靶向药物和免疫药物，哪个更好？ / 69

三、免疫治疗通常会有哪些不良反应？ / 69

四、出现免疫治疗的不良反应，该怎么办？ / 70

第五节 介入治疗

一、什么是肿瘤介入治疗？ / 71

二、介入治疗前应做哪些准备？ / 72

三、介入治疗后，有哪些注意事项？ / 73

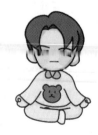

第六节　营养支持

一、癌细胞能被"饿死"吗？ / 75

二、长期喝牛奶会致癌吗？ / 75

三、老百姓所说的"发物"，到底该怎么吃？ / 76

四、食欲不好，打营养针就够了吗？ / 76

五、治疗期间恶心难受，进食应注意什么？ / 77

第七节　随访

一、为什么出院后还要随访？ / 78

二、多久随访一次？ / 79

三、随访的内容有哪些？ / 79

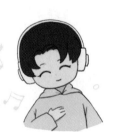

第三章
漫话肿瘤伴随症状

第一节　癌痛

一、如何告诉医护人员，身体有多痛？ / 82

二、使用阿片类药物会成瘾吗？ / 83

三、镇痛药可不可以痛的时候才吃，不痛的时候就不吃？ / 84

四、吃镇痛药，会有哪些副作用？ / 84

第二节　心理痛苦

一、得了癌症，怎样倾诉心中痛苦？ / 87

二、怎样知道自己的心理出了问题？ / 88

三、出现不良情绪，该怎样调节？ / 89

第三节 淋巴水肿

一、什么是淋巴水肿？ / 91

二、淋巴水肿有哪些类型？ / 91

三、淋巴水肿会有哪些表现？ / 92

四、淋巴水肿有什么治疗方法？ / 93

五、发生淋巴水肿后，日常生活中有哪些注意事项？ / 98

第四节 睡眠障碍

一、每天一定要睡足 8 小时吗？ / 101

二、长期睡眠不好有哪些表现？ / 102

三、长期睡眠不好，对身心健康有什么影响？ / 102

四、常见睡眠误区有哪些？ / 104

五、睡不着怎么办？ / 105

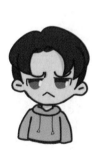

第四章 漫话安宁疗护

第一节 沟通

一、影响癌症患者接受诊断的因素有哪些？ / 112

二、癌症患者得知诊断后的心理分期有哪些？ / 112

三、是否告知患者实情？ / 112

第二节 谈论死亡

一、晚期肿瘤患者，如何能让生命更有尊严？ / 115

二、亲人即将离去，该怎么办？ / 116

参考文献 / 118

第一章
漫话肿瘤君

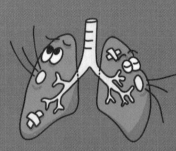

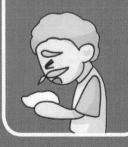

第一节 肺癌

一、不吸烟为什么也会得肺癌？

吸烟是导致肺癌的主要因素，但肺癌的病因至今尚不完全明确，与以下因素相关：

1. 吸烟 包括被动吸烟和主动吸烟，烟雾中的苯并芘、尼古丁、亚硝胺和少量放射性元素钋等均有致癌作用。

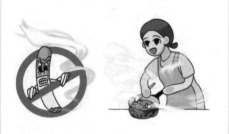

2. 环境因素 包括大气污染和室内污染，例如工业废气、汽车尾气、室内装修材料释放的甲醛和苯均可导致肺癌发病率升高。

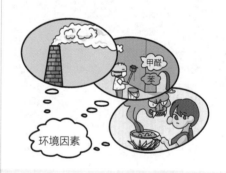

3. 职业暴露 长期接触铀、镭等放射性物质和石棉、氡、砷等高致癌物质者更易罹患肺癌。

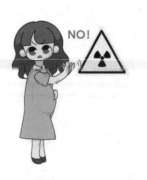

4．肺癌家族史及既往肿瘤病史 这类人群可能有异常基因改变，患肺癌的概率会高于普通人。

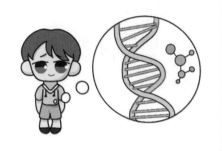

5．既往慢性肺部疾病 肺结核、慢性阻塞性肺疾病、肺尘埃沉着病（尘肺）等患者，肺癌发病率高于健康人。

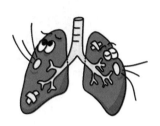

二、得了肺癌会有哪些表现？

1．原发肿瘤表现 咳嗽、咳痰、咯血、胸闷气促、体重下降、发热、胸痛、声音嘶哑、颜面部肿胀等。

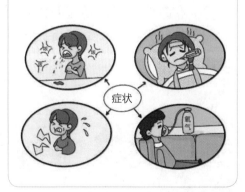

2．肿瘤远处转移 颅内转移、骨转移、肝转移、淋巴转移等。

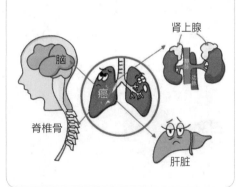

3．其他表现 高钙血症、低钠血症、异位库欣综合征、副肿瘤综合征等。

三、肺癌有哪些类型？

　　1. 按解剖学部位分类　中央型肺癌和周围型肺癌。

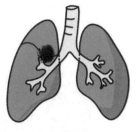
中央型肺癌

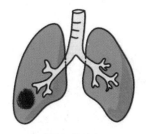
周围型肺癌

　　2. 按组织病理学分类

　　（1）非小细胞肺癌：腺癌、鳞状细胞癌（鳞癌）、大细胞癌、其他（腺鳞癌、类癌、肉瘤样癌、唾液腺型癌等）。

　　（2）小细胞肺癌。

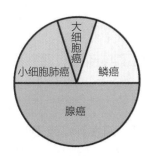

四、为了进一步明确是哪种肺癌，需要做哪些检查？

　　1. 肺癌的辅助影像学检查　胸部 X 线摄影、胸部 CT（计算机断层扫描术）、B 超、MRI（磁共振成像）、骨扫描、PET-CT（正电子发射计算机断层扫描术）检查等，主要用于肺癌诊断、分期、再分期等。

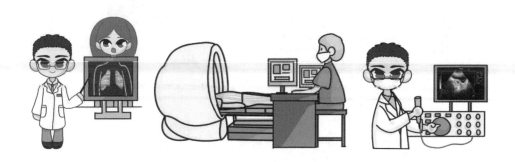

2．病理确诊　主要包括痰脱落法细胞学检查、胸腔穿刺术、浅表淋巴结及皮下转移结节活组织检查、经皮穿刺肺活检术、纤维支气管镜（纤支镜）检查等，经细胞学或组织病理学检查可确诊肺癌。

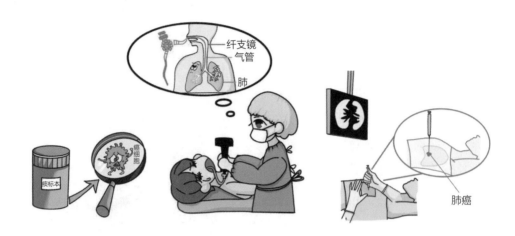

五、肺癌的治疗方式有哪些？

1．手术治疗　手术治疗是肺癌首选和最主要的治疗方法。

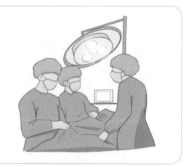

2．化学药物治疗　简称化疗，是肺癌的主要治疗方法之一。90% 以上的肺癌患者需要接受化疗。化疗可延长肺癌患者的生存期，改善肺癌患者的生活质量。

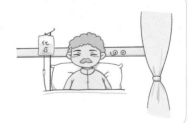

3. **放射治疗** 简称放疗，是通过放射线杀灭肿瘤细胞的一种治疗手段，既可以发挥控制肿瘤的作用，也可以达到减轻症状、姑息治疗、提高生活质量的作用。

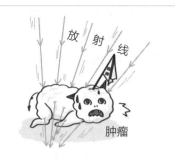

4. **分子靶向治疗** 对于有驱动基因突变的患者，靶向治疗可显著延长患者无进展生存期。

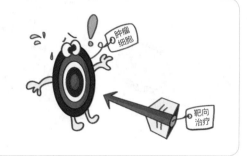

5. **免疫治疗** 免疫治疗已被纳入晚期非小细胞肺癌的一线治疗，同时，免疫治疗作为新的辅助治疗方法正在探索中。

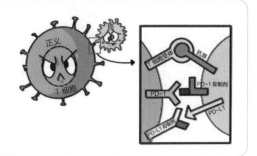

（谢玲玲　马丽　符琰）

第二节 食管癌

一、不酗酒，为什么也会得食管癌?

食管癌发生的确切病因尚不十分清楚，除长期饮酒外，还与吸烟、不良饮食习惯、食管腐蚀性病变、食管炎、遗传易感性、感染等因素相关。

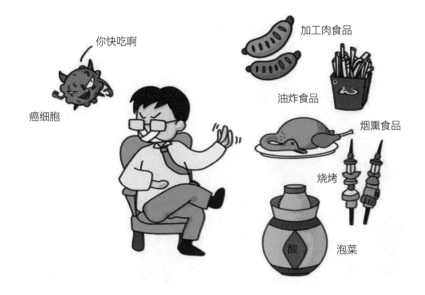

二、得了食管癌会有哪些表现?

1. **早期** 哽咽感，食物停滞感，食管异物感，胸骨后疼痛或咽下痛。

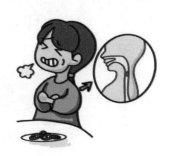

2．中期

（1）进行性吞咽困难，可伴随胸骨后疼痛。

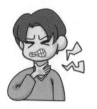

（2）胸骨后疼痛和剑突下疼痛。

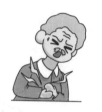

（3）呕吐黏液样物。

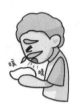

3．晚期

（1）肿瘤局部侵蚀和严重溃烂而引起食管穿孔。

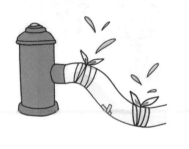

（2）呕血、黑便，甚至大出血。

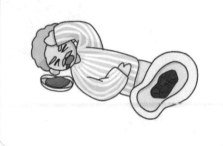

（3）肿瘤压迫喉返神经可致声音嘶哑。

（4）恶病质和肿瘤全身广泛转移，患者呈衰竭状态。

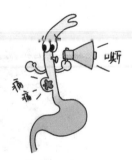

喂喂喂……我是你们的食管，如果我生病了，就会出现恶病质、声音嘶哑、骨痛、淋巴结肿大！

三、食管癌有哪些类型？

（一）根据原发肿瘤大体标本的外观形态分类

    1．早期病理形态　隐匿型、糜烂型、斑块型、乳头型。

    2．晚期病理形态　髓质型、蕈伞型、溃疡型、缩窄型、腔内型。

（二）病理组织学分类

    鳞癌、腺癌、梭形细胞癌、腺样囊性癌、腺鳞癌、小细胞癌等，其中以鳞癌最多见，我国和日本鳞癌发病率均高达 95% 以上。

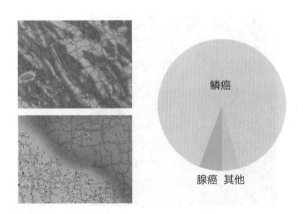

四、为了进一步明确是哪种食管癌，需要做哪些检查？

（一）食管镜检查

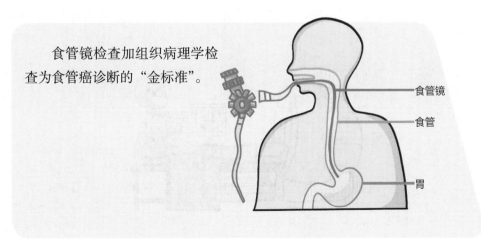

食管镜检查加组织病理学检查为食管癌诊断的"金标准"。

（二）内镜检查

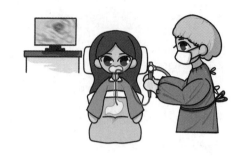

1. 普通白光纤维内镜检查。

2. 色素内镜检查。

3. 超声内镜检查。

4. 纤维支气管镜检查。

（三）影像学检查

1. 食管造影　诊断食管癌最直接、最简单、最经济的检查手段。

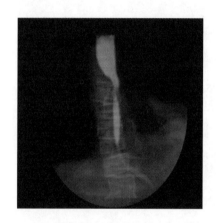

2. 食管 CT、PET-CT 和 MRI 检查

（1）CT：是对食管癌分期及预后判断较好的方法之一。

（2）PET-CT：能清楚地显示远处淋巴结转移病灶，确定肿瘤放疗靶区。

（3）MRI：对食管癌的局部组织结构显示优于 CT，可更有效地评估肿瘤分期。

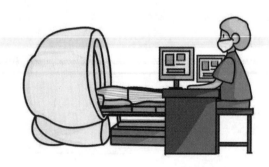

3. **超声检查** 主要用于颈部淋巴结、肝等部位或脏器转移情况的观察，为判断肿瘤分期提供信息。

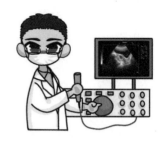

（四）实验室检查

　　实验室检查包括血常规、肝功能、肾功能、凝血功能、肿瘤标志物检查等，为评估患者是否适用于相应治疗措施提供依据。

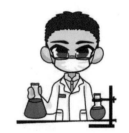

五、食管癌的治疗方式有哪些?

（一）手术治疗

1. **开胸手术** 是食管癌的首选治疗方法。

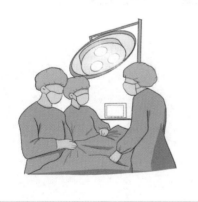

2. **内镜下手术** 包括内镜下黏膜切除术、内镜下黏膜剥离术。

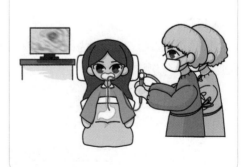

3. 微创手术　常用的微创手术包括胸腹腔镜联合手术、机器人辅助外科手术、电视纵隔镜辅助手术等。

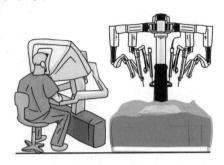

（二）放疗

放疗在食管癌治疗中的重要性不亚于手术治疗，按其作用可分为根治性治疗、姑息性治疗、新辅助放疗、辅助放疗。

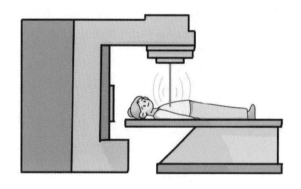

（三）化疗

化疗可缩小手术前肿瘤的大小或消灭手术后残存的癌细胞，多采用双药联合或三药联合化疗。

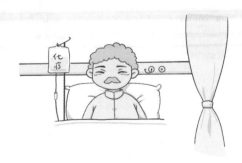

（四）分子靶向治疗、免疫治疗

分子靶向治疗及免疫治疗的临床研究还在探索中，有望成为晚期食管癌的二线治疗策略。

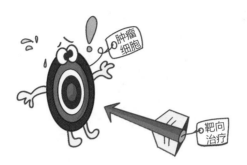

（五）营养支持治疗

食管癌患者全程治疗中需要重视患者的营养支持治疗。

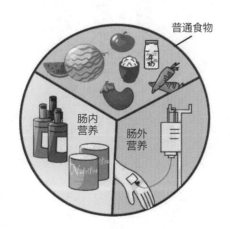

（六）综合治疗

食管癌的治疗应采取个体化综合治疗的原则，以期提高治愈率。

（骆姣　马丽　符琰　吴薛滨）

第三节 乳腺癌

一、为什么会得乳腺癌?

乳腺癌的病因和发病机制复杂,主要与下列因素有关:

(一) 遗传因素

5%~10% 的乳腺癌患者具有遗传基因突变,称为遗传性乳腺癌,其中 *BRCA1/2* 基因突变占 15%。

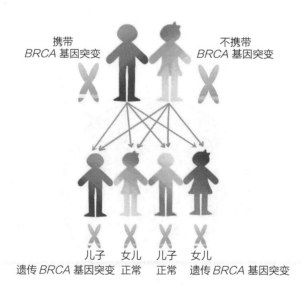

携带 *BRCA* 基因突变　　不携带 *BRCA* 基因突变

儿子　　女儿　　儿子　　女儿
遗传 *BRCA* 基因突变　正常　　正常　遗传 *BRCA* 基因突变

(二) 激素及生殖因素

1. 月经史　初潮早于 12 岁、绝经晚于 50 岁。

2. 怀孕与哺乳　初胎活产年龄大、足月产次少、未生育、未哺乳。

3. 口服避孕药。

4. 激素替代治疗。

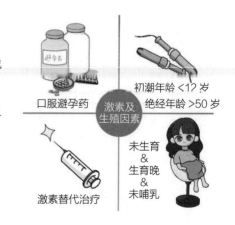

口服避孕药

激素替代治疗

激素及生殖因素

初潮年龄 <12 岁
绝经年龄 >50 岁

未生育
&
生育晚
&
未哺乳

（三）生活方式

1. 饮食　高脂肪和高热量饮食。

2. 体重　超重和肥胖。

3. 体育锻炼　久坐不动，缺少适当的体育锻炼。

4. 吸烟、饮酒。

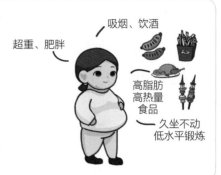

（四）射线暴露

30 岁之前接受过胸部放射治疗。

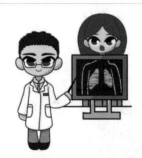

（五）乳腺癌病史

患过乳腺癌的女性，对侧发生原发性乳腺癌的风险相对于普通女性增加 60%。

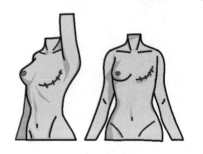

（六）乳腺良性疾病史

乳腺小叶非典型增生患者发生乳腺癌的风险是正常女性的 3~4 倍。

乳腺癌发展过程

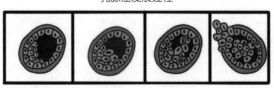

单纯性增生　　囊性增生　　原位癌　　浸润癌

（七）乳房密度

致密性乳房体积大于乳房总体积 75% 的女性，患癌风险比低密度乳房的女性增加将近 5 倍。

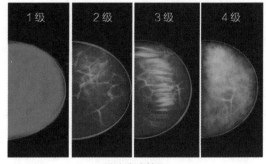

乳房密度等级

二、乳房发现肿块，就是乳腺癌吗？

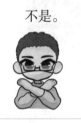

不是。

乳房肿块可分为良性肿瘤和恶性肿瘤两类，每类具有不同的临床表现。

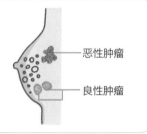

恶性肿瘤

良性肿瘤

（一）良性肿瘤特点

1. 多发肿块。

2. 边界清楚。

3. 形态规则。

4. 表面光滑。

5. 活动度大。

6. 与周围组织无粘连。

（二）恶性肿瘤特点

1. 多为无痛、单发肿块。

2. 质硬。

3. 表面不光滑。

4. 形态不规则。

5. 边界不清楚。

6. 活动度差。

三、乳腺癌有哪些类型？

（一）乳腺原位癌

上皮细胞异常增生，病变不超过基底膜。常见的类型有小叶原位癌、导管原位癌。

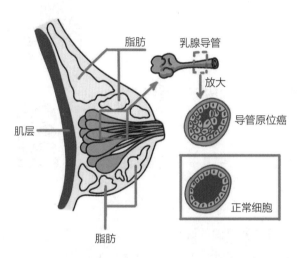

（二）浸润性乳腺癌

肿瘤细胞突破乳腺腺管或腺叶的基底膜，扩散至周围组织甚至转移至其他器官。常见类型有浸润性导管癌和浸润性小叶癌，特殊类型包括髓样癌、管状腺癌、黏液癌、化生性癌等。

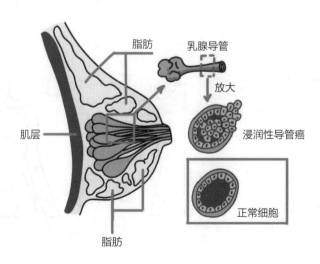

四、为了进一步明确是哪种乳腺癌，需要做哪些检查？

组织病理学检查是诊断乳腺癌的"金标准"！

组织病理学检查的主要方法：

1. 空心针穿刺活检。

2. 微创活检手术。

3. 开放手术切除病灶并行活检。

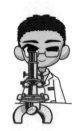

五、得了乳腺癌就一定要切除乳房吗？

不一定。

乳腺癌的外科治疗分为保乳手术和全乳切除术。

保乳手术：切除乳腺内的肿块及部分腺体，尽可能保留正常的乳腺组织。符合保乳手术适应证的患者接受此类手术获得的治疗效果与全乳切除术无明显差异。

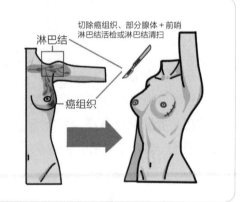

切除癌组织、部分腺体＋前哨淋巴结活检或淋巴结清扫

淋巴结

癌组织

全乳切除术：行乳腺单纯切除＋前哨淋巴结活检或腋窝淋巴结清扫。

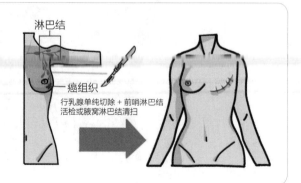

淋巴结

癌组织

行乳腺单纯切除＋前哨淋巴结活检或腋窝淋巴结清扫

（一）哪些患者适合保乳手术？

　　1．有保乳意愿、无保乳禁忌证者。

　　2．肿瘤大小属于 T_1 和 T_2 分期，肿瘤与乳房体积比例适当。

　　3．多灶性乳腺癌（同一个象限的多个病灶）。

　　4．Ⅲ期患者（炎性乳腺癌除外），经术前治疗降期达到保乳手术标准。

（二）对于既希望保留乳房外形，又不符合保乳手术适应证的患者，该怎么选择？

　　可以在全部乳房切除后，通过外科手术重建出一个与对侧乳房大小、形状接近的乳房，即乳房重建。

　　常见的方法有植入物重建和自体组织重建。

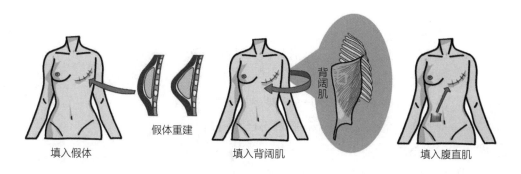

填入假体　　　假体重建　　　填入背阔肌　　　填入腹直肌

六、乳腺癌的治疗方式有哪些？

　　提倡综合治疗，包括手术治疗、化疗、放疗、内分泌治疗、靶向治疗。

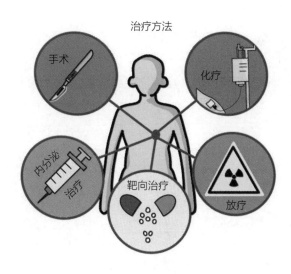

治疗方法

（一）手术治疗

早期乳腺癌以手术治疗为主。

（二）化疗

原位癌患者无须化疗，浸润性癌患者具备以下情况之一应考虑化疗：

1. 浸润性肿瘤大于 2cm。

2. 淋巴结阳性。

3. 激素受体阴性。

4. 人类表皮生长因子受体 –2（HER–2）阳性。

5. 组织学分级 3 级。

（三）放疗

1. 保乳术后患者。

2. 患者肿瘤直径 ≥ 5cm，或肿瘤侵及乳腺皮肤、胸壁。

3. 腋窝淋巴结转移 ≥ 4 枚。

4. 淋巴结转移 1 ~ 3 枚的 T_1 ~ T_2 期合并高危因素者。

5. 前哨淋巴结活检阳性未行腋窝淋巴结清扫。

（四）内分泌治疗

雌激素受体和孕激素受体阳性的患者。

（五）靶向治疗

HER–2 阳性乳腺癌患者应尽早使用曲妥珠单抗行靶向治疗。

七、得了乳腺癌能喝豆浆吗？

可以。

豆制品中含有大豆异黄酮，是植物性雌激素，对乳腺有保护作用。

（钟善琼　杜宜超　张晓霞）

第四节 鼻咽癌

一、慢性鼻炎会演变成鼻咽癌吗？

鼻咽癌是发生于鼻腔黏膜的恶性肿瘤，与地区、遗传、EB 病毒感染、环境等因素关系密切。目前无证据表明鼻炎、鼻窦炎、咽炎会发展成为鼻咽癌。如果出现回吸性涕血或鼻出血、听力下降、面部麻木、复视等，可到正规医院作进一步诊断。

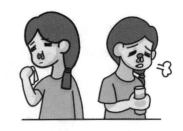

二、哪些人容易患鼻咽癌？

（一）遗传易感性

鼻咽癌表现为明显的种族和家族聚集现象。鼻咽癌主要见于黄色人种，少见于白色人种。发病率高的民族移居他处，其后裔仍有较高的发病率。父母或者家里兄弟姐妹有发病的，患鼻咽癌风险增加。

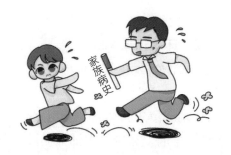

（二）病毒感染

鼻咽癌的发生与 EB 病毒感染密切相关。

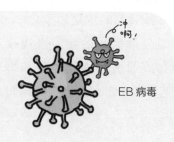

EB 病毒

21

（三）化学致癌

1. 饮食习惯　广东、广西、湖南、江西、福建为该病的高发区，原因是这些地区居民有自幼喜食咸鱼或其他腌制食品（如腌肉、腌菜）的习惯，在这些食品中，亚硝酸盐的含量特别高，亚硝酸盐有一定的致癌作用。

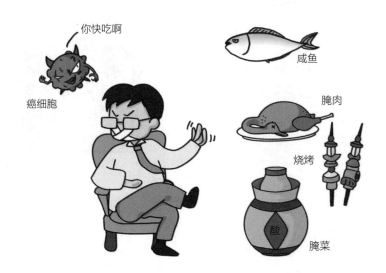

2. 环境污染　研究发现，高发区鼻咽癌的发生与环境中的烟尘密切相关，厨房油烟、燃料废气、工业烟尘、汽车废气等均会引发鼻咽癌，与烟尘和废气中的亚硝胺、二噁英等致癌物质相关。

3. 吸烟　科学研究已经确定吸烟是患鼻咽癌的危险因素之一，这是由于吸烟吸入的烟雾直接接触鼻咽黏膜而引起细胞损伤和增生，加上香烟中含有致癌物亚硝胺所致。

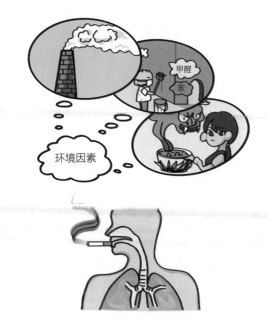

4．职业暴露 鼻咽癌的发生与居民工作环境相关，从事工业和农业生产的人群鼻咽癌发生的危险性增加，从事工业生产会职业性暴露于甲醛、硫酸雾、石棉、氯仿、油漆等化学致癌物中，在农业生产中频繁使用和接触的农药也有一定致癌作用。

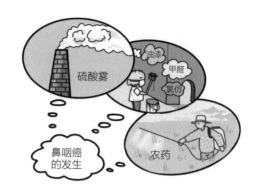

三、得了鼻咽癌会有哪些表现？

鼻咽癌的表现总结为"七大症状"和三大体征。

（一）七大症状

1．**回吸性涕血或鼻出血** 常于清晨发生，由于软腭背面摩擦鼻咽顶后壁新生物引起。

2．**鼻塞** 常为单侧性，由于肿瘤堵塞后鼻孔所致。

3．**头痛** 由于肿瘤浸润、向颅底扩展并累及脑神经或合并感染引起。

4．**面麻** 主要原因是三叉神经受侵犯或被压迫所致。

5．**复视** 由于动眼神经、三叉神经、外展神经受侵犯所致。

6．**耳鸣** 因侧壁肿瘤堵塞或压迫咽鼓管所致。

7．**听力下降** 因侧壁肿瘤堵塞或压迫咽鼓管导致传导性听力障碍。

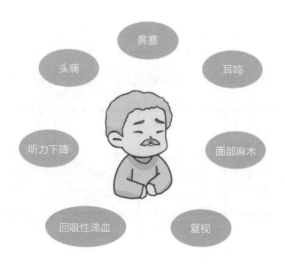

（二）三大体征

1. 颈部淋巴结肿大　常为鼻咽癌的首发症状，最典型的症状是出现上颈部无痛性肿块。

2. 鼻咽肿物　通过鼻咽镜可见。

3. 脑神经受损表现　一侧剧烈头痛、面部麻木、下颌向病侧偏斜、咀嚼困难、眼外直肌发生瘫痪、复视等。

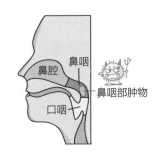

四、鼻咽癌有哪些类型？

（一）根据组织病理学分类

1.（角化性）鳞状细胞癌　癌细胞鳞状分化显著，在我国发病率较低，多见于年龄较大的人群，与 EB 病毒的关系相对不密切，对放疗不敏感。

2. 非角化性癌　癌细胞缺乏鳞状分化，多为分化型和未分化型，占鼻咽癌的 95%，与 EB 病毒关系密切，相对于角化性鳞状细胞癌恶性程度更高，对放疗敏感。

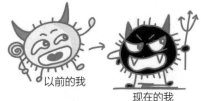

3. 肿瘤基底细胞样鳞状细胞癌　非常少见，恶性程度更高，以综合治疗为主。

（二）根据癌肿形态分类

1. 菜花型　肿瘤呈菜花样，血管丰富，易出血。

2. 结节型或肿块型　肿瘤呈结节样或肿块型，是最常见的类型。

3. 溃疡型　肿瘤边缘隆起，中央常坏死。

4. 黏膜下浸润型　肿瘤向腔内凸起，但表面有正常的黏膜组织覆盖。

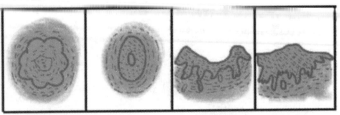

菜花型　　结节型　　溃疡型　　黏膜下浸润型

五、为了进一步明确是哪种鼻咽癌，需要做哪些检查?

（一）鼻咽部检查

鼻咽部检查包括间接鼻咽镜检查、纤维鼻咽镜检查、直接鼻咽镜检查、电子鼻咽镜检查，可观察鼻咽部的情况，并能对所见鼻咽肿物取材进行活检从而确诊。

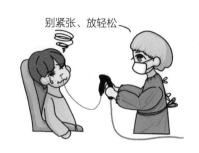

别紧张、放轻松

（二）影像学检查

影像学检查包括 MRI、CT、PET–CT、X 线、B 超、骨扫描检查。MRI 作为常规首选检查，特点是对软组织分辨率高，能清楚地显示肿瘤组织侵及范围、淋巴结肿大和转移情况等，确定肿瘤分期。PET–CT 可提供全身各器官有无转移的信息，有利于对鼻咽癌进行精确的临床分期，但由于费用昂贵，不作为常规推荐检查。

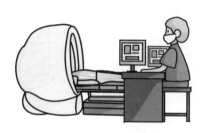

（三）EB 病毒血清学检测

通过血清分析来判断是否存在 EB 病毒感染。

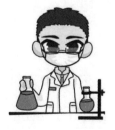

（四）病理学检查

病理学检查是鼻咽癌诊断的"金标准"，包括细胞学检查、组织病理学检查，主要意义是判断肿瘤良、恶性及预后。

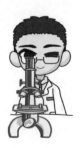

六、鼻咽癌的治疗方式有哪些？

（一）放射治疗

放射治疗是鼻咽癌首选的治疗方法，可分为根治性放射治疗和姑息性放射治疗。通过杀灭肿瘤细胞，达到控制局部肿瘤发展的效果。放射治疗难以避免对照射区域正常组织、器官的伤害，出现相应放射反应。

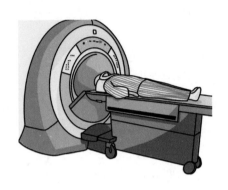

（二）化疗

化疗是中晚期鼻咽癌常用的治疗方法。采用新辅助化疗、同步放化疗或与靶向药物联合的治疗方式，能延长存在远处转移或局部复发患者的生存期，提高治疗效果。

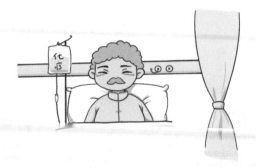

（三）手术治疗

手术治疗多适用于鼻咽癌恶性程度低、局限、有根治可能的情况。由于鼻咽癌毗邻重要神经、血管，手术难度大且易发生淋巴结转移，手术难以清除所有癌细胞，不作为治疗首选。

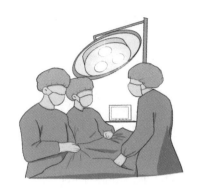

（四）综合治疗

采用靶向治疗联合放疗、化疗的方式，既能有效控制局部肿瘤，又能防止肿瘤远处转移、复发。常用的靶向药物有西妥昔单抗、尼妥珠单抗。

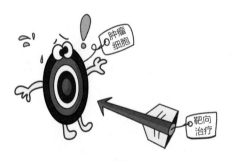

七、鼻咽癌放疗期间为什么要做好鼻腔冲洗？

鼻腔冲洗可清除鼻腔分泌物及脱落的坏死组织，预防局部感染，防止黏膜损伤，增强放射敏感性。

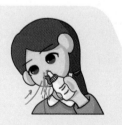

（王乙舒　谭月　陈华英　吴薛滨）

27

第五节 淋巴瘤

一、什么是淋巴瘤?

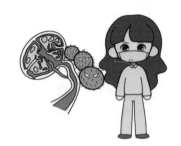

淋巴细胞作为人体的"健康卫士",具有抵抗外来细菌、病毒等入侵的功能。淋巴细胞在环境或自身因素作用下发生恶变而形成淋巴瘤。

二、为什么会发生淋巴瘤?

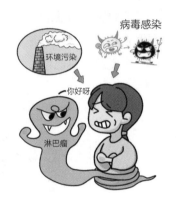

淋巴瘤的病因与发病机制尚未完全明确,常见于病毒感染,如 EB 病毒、人类嗜 T 淋巴细胞病毒、卡波西(Kaposi)肉瘤病毒等,导致消化道溃疡的幽门螺杆菌的抗原也可能导致淋巴瘤。此外,机体免疫功能低下、某些化学品(杀虫剂、除草剂、苯等)也与淋巴瘤的发病有关。

三、淋巴瘤都是恶性肿瘤吗?

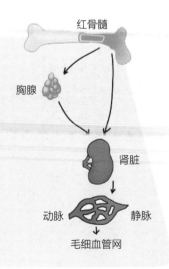

是的。

淋巴瘤是起源于淋巴造血系统的恶性肿瘤,属于血液病的一种。

四、淋巴瘤有哪些类型?

(一)霍奇金淋巴瘤

霍奇金淋巴瘤（HL）通常以颈部淋巴结肿大为特征，以儿童和青年人为主。我国 HL 的发病率低于西方国家。

(二)非霍奇金淋巴瘤

非霍奇金淋巴瘤（NHL）为淋巴瘤的主要类型，占 80%～90%，多起源于淋巴结，其次为淋巴结外的器官或组织，如消化道、呼吸道、肺、皮肤等。

1. 根据肿瘤细胞增殖速度和临床特点归为三大类型：高度侵袭性淋巴瘤、侵袭性淋巴瘤和惰性淋巴瘤。

（1）高度侵袭性淋巴瘤：肿瘤增殖速度在三种类型中最快，易出现其他器官受侵犯。

（2）侵袭性淋巴瘤：临床表现为疾病进展迅速，患者生存期短，预后差。

（3）惰性淋巴瘤：临床进展相对缓慢，但接受化疗者容易复发。

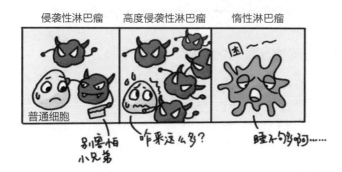

2. 根据不同的淋巴细胞分类，可以分为 B 细胞淋巴瘤、胸腺依赖淋巴细胞（T 细胞）淋巴瘤和自然杀伤细胞（NK 细胞）淋巴瘤。

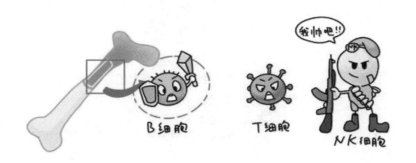

五、得了淋巴瘤会有哪些表现?

1. 全身症状　发热、盗汗和消瘦等。

2. 淋巴结肿大　无痛性颈部或锁骨上淋巴结肿大最为常见,其次为腋下淋巴结肿大。

3. 淋巴结外受累　淋巴瘤可侵犯各器官。

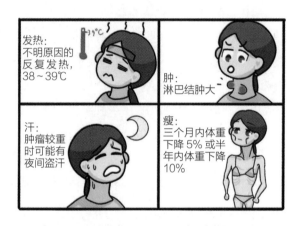

六、淋巴结肿大或淋巴组织增生就是淋巴瘤吗?

不一定。淋巴细胞是人体的"健康卫士",淋巴组织是主战场。每个正常人在其一生中都会因为感染而出现淋巴结肿大或淋巴组织增生,多数情况下,炎症反应消除后,肿大的淋巴结或淋巴组织也会恢复至正常大小,但如果是自身、环境等综合因素长期作用,导致淋巴结发生了恶变,肿大的淋巴结就难以恢复原貌,通常表现为颈部或锁骨上淋巴结无痛性逐渐肿大,这是淋巴瘤的典型表现,此外,还可伴有不明原因的发热、盗汗、消瘦、瘙痒等全身症状。

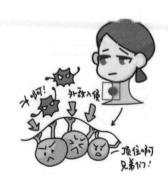

七、淋巴瘤的治疗方式有哪些?

(一) 化学治疗

化学治疗是淋巴瘤患者的主要治疗方式,可以采用联合靶向药物和生物制剂的方式。通过化疗来控制肿瘤病灶,减少转移和复发,提高患者生存率。

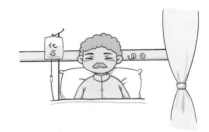

(二) 放射治疗

某些类型淋巴瘤可单纯放疗。放疗还可作为化疗后巩固治疗及移植后辅助治疗。早期惰性淋巴瘤和结外鼻型 NK/T 细胞淋巴瘤常采用放疗作为主要的根治性手段。

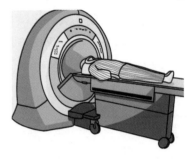

(三) 造血干细胞移植

造血干细胞移植为目前高度恶性淋巴瘤、部分治疗后肿瘤复发或治疗未愈情况下的选择,帮助机体恢复由于受到高剂量放疗和高强度化疗而遭受破坏的骨髓造血功能。造血干细胞移植分为自体造血干细胞移植和异体造血干细胞移植。

1. **自体造血干细胞移植**　是指移植物来自自身骨髓中的造血干细胞,适用于对化疗敏感且骨髓里不存在肿瘤细胞者。

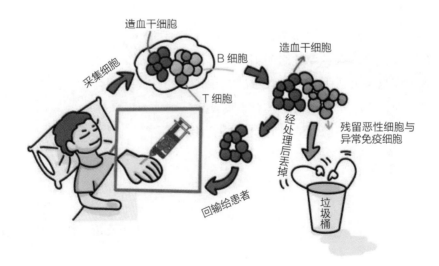

31

2．异体造血干细胞移植　对于少数对化疗不敏感或骨髓持续存在肿瘤细胞的情况，采用异体造血干细胞移植，即选择来自配型成功的、合适的供者的造血干细胞进行移植。

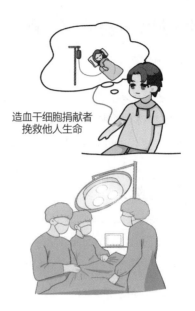

造血干细胞捐献者
挽救他人生命

（四）手术治疗

手术治疗仅限于组织病理活检或并发症的处理。由于手术创伤大、风险比较高，所以术后还需要结合放疗、化疗等方法进行疗效巩固，降低复发、转移的概率。

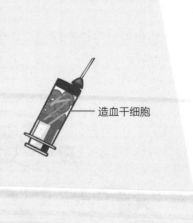

八、淋巴瘤都要进行造血干细胞移植吗？

不一定。

根据疾病相关因素和个体因素两方面来评估患者是否适宜造血干细胞移植。疾病相关因素主要包括淋巴瘤的病理组织亚型、危险度分层和移植前疾病状态等。个体因素包括年龄、体能状态、合并症以及是否存在合适的供者等。比如常见的自体造血干细胞移植适用于对化疗敏感、年龄相对较轻且体能状态较好，具有不良预后因素的非霍奇金淋巴瘤的巩固治疗，或者淋巴瘤复发、难治者的巩固治疗。

—— 造血干细胞

（王乙舒　谭月　陈华英）

第六节 肝癌

一、肝癌是乙肝患者最后的宿命吗?

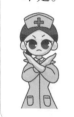

不是。

　　乙肝病毒感染是导致肝癌的最重要原因,但做好肝功能监测,积极有效抗乙肝病毒治疗,能预防乙肝向肝癌发展。

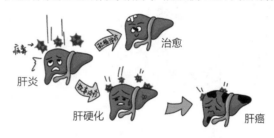

二、甲胎蛋白高一定是肝癌吗?

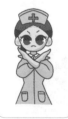

不是。

　　甲胎蛋白(α-fetoprotein,AFP)主要用于辅助原发性肝癌的诊断、判断肝癌的预后、监测疗效和肿瘤复发的肿瘤标志物。一些肝胆疾病如新生儿 ABO 溶血、肝内胆管结石、急性肝炎等也可有 AFP 的增高。

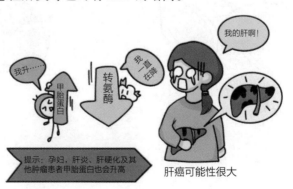

三、得了肝癌后会有哪些表现？

1. 食欲减退、腹胀、恶心、呕吐、腹泻等。

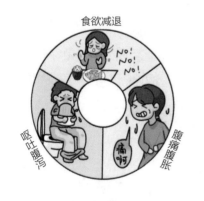

2. 右上腹或中上腹持续性隐痛、胀痛或刺痛，夜间或劳累后症状加重。

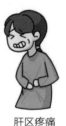

肝区疼痛

3. 发热　多为 37.5～38 ℃，个别患者体温可高达 39 ℃以上。

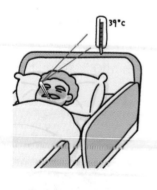

4. 伴随症状　腹壁静脉曲张，异常的瘀伤或出血，以及肝大、黄疸、腹水等。

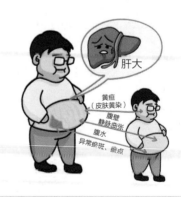

5. 类癌综合征　高钙血症、低血糖、红细胞增多症、高脂血症。

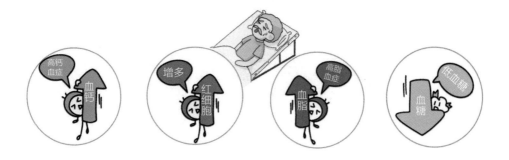

四、肝癌有哪些类型?

1. 按肿瘤的来源分为原发性肝癌（肝细胞癌、肝内胆管癌和混合型肝癌）、继发性肝癌。

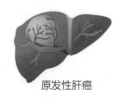

原发性肝癌

2. 按病理形态分为巨块型、结节型和弥漫型。

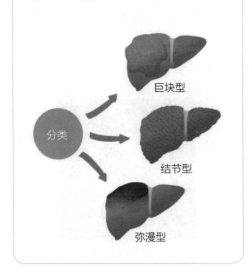

3. 按肿瘤大小分为微小肝癌（直径 ≤ 2cm）、小肝癌（2cm < 直径 ≤ 5cm）、大肝癌（5cm < 直径 ≤ 10cm）和巨大肝癌（直径 > 10cm）。

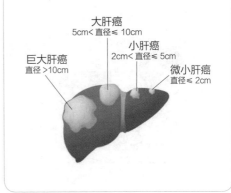

4. 按生长方式分为浸润型、膨胀型、浸润膨胀混合型和弥漫型。

5. 按癌细胞分化的程度分为四级。Ⅰ级为高度分化，Ⅱ、Ⅲ级为中度分化，Ⅳ级为低度分化。

五、为了进一步明确是哪种肝癌，需要做哪些检查?

（一）肝癌标志物检测

AFP > 400ng/ml 为诊断肝癌的条件之一（排除妊娠和生殖腺胚胎瘤）。

（二）影像学检查

1. B超 可以早期、敏感地检出肝内可疑占位性病变。

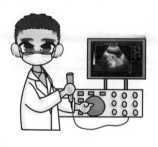

2. CT 能明显显示肿瘤的位置、数量、大小及与周围脏器和重要血管的关系。

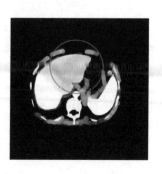

3. MRI 对 ≤ 1cm 肝癌的检出率准确性较高。

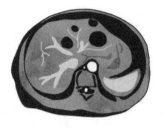

4. PET-CT 能够全面评价肿瘤的定位及转移情况。

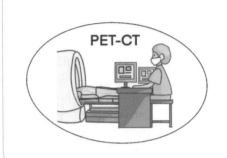

（三）肝活体组织检查

肝活体组织检查是确诊肝癌的最可靠方法，但存在一定的假阴性率，阴性结果依然不能完全排除肝癌的可能。

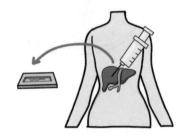

六、肝癌的治疗方式有哪些？

（一）抗病毒治疗

合并有乙肝病毒感染且病毒复制活跃的肝癌患者，口服核苷酸类似物抗病毒治疗可以降低肝癌的术后复发率。

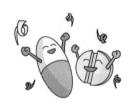

（二）保肝治疗

肝癌伴随肝功能异常，应适当应用保肝药物，以保护肝功能、提高治疗安全性、降低并发症、改善生活质量。

（三）靶向药物治疗

靶向药物治疗用于癌细胞存在特定受体的肝癌治疗。

（四）免疫治疗

免疫治疗主要包括应用免疫调节剂、免疫检查点抑制剂、肿瘤疫苗，以及细胞免疫治疗。

（五）手术治疗

1．肝切除术 肝切除术是应用外科技术对肝肿瘤施行肝段、肝叶或半肝切除，而保留足以维持正常功能的肝组织。

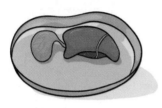

2．肝移植术 肝移植术是肝癌根治性治疗手段之一，术后肿瘤的复发和转移影响肝移植术的疗效。

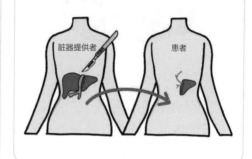

（六）肿瘤消融治疗

肿瘤消融治疗创伤小、疗效确切，更加适合不耐受手术的肝癌患者。

（七）经导管动脉栓塞化疗

经导管动脉栓塞化疗（transcatheter arterial chemoembolization，TACE）为经股动脉插管至肝动脉后注入栓塞剂和抗癌药，有一定的姑息性治疗效果。

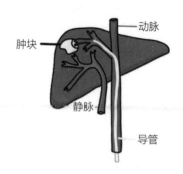

（八）对症支持治疗

控制糖尿病患者的血糖。处理腹水、黄疸、肝性脑病、消化道出血等伴随症状。镇痛、纠正贫血、纠正低白蛋白血症、加强营养支持。

（九）中医治疗

改善症状，提高机体的抵抗力，减轻放疗和化疗的不良反应。

（十）前沿治疗

质子治疗是一种先进的放射疗法，直接针对肿瘤细胞，更加安全、精准、有效。

七、经导管动脉栓塞化疗能"饿死"肿瘤细胞吗？

能。

原发性肝癌细胞的营养 90% 以上来自肝动脉。经导管动脉栓塞化疗将化疗药物直接注射到肝动脉从而"饿死"肝癌细胞。

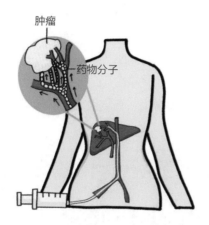

（沈红　李蕾帆　许辉琼　吴薛滨）

第七节 结肠癌

一、平时饮食清淡，为什么也会得结肠癌？

不良的饮食习惯是导致结肠癌的一大风险，但影响结肠癌发生、发展的因素还包括以下几个方面：

（一）基本易感性

多数结肠癌由腺瘤性息肉增生、癌变及相应的染色体改变所致。

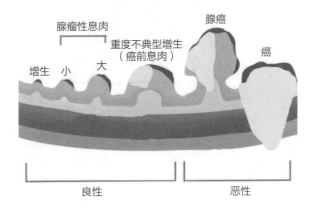

（二）饮食因素

低纤维素饮食，高脂、高蛋白饮食，缺乏微量元素与维生素（包括缺乏钙、硒、钼，缺乏具有抗氧化作用的维生素 A、维生素 C、维生素 E 和 β- 胡萝卜素）等。

（三）遗传因素

5%～20% 的结肠癌为遗传性结肠癌。有结肠癌家族史者，患结肠癌的风险较无家族史者高。

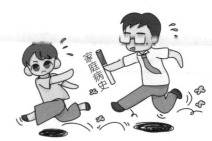

（四）化学致癌物质

亚硝胺及亚硝胺类化合物是导致结肠癌最重要的化学致癌物。

（五）其他因素

年龄大于 50 岁、长期精神压抑、吸烟、肥胖、长期处于极轻体力活动状态、血吸虫病等均会增加患癌风险。

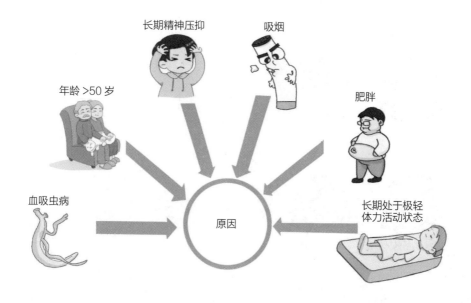

二、得了结肠癌有哪些表现？

（一）体重下降及消瘦

结肠癌患者消化吸收功能减弱，引起营养不良，导致体重明显下降，严重消瘦。

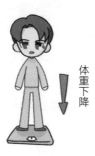

（二）左半结肠癌主要表现

左半结肠癌更容易引起部分性或完全性肠梗阻，出现排便习惯改变、便血、腹泻、腹痛、腹胀等。

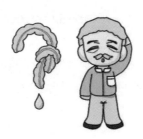

（三）右半结肠癌主要表现

右半结肠癌的主要表现为腹胀不适、食欲缺乏、恶心、呕吐、贫血、疲劳、腹痛等。缺铁性贫血患者表现出面色苍白、疲乏困倦、头晕目眩、呼吸困难等症状。

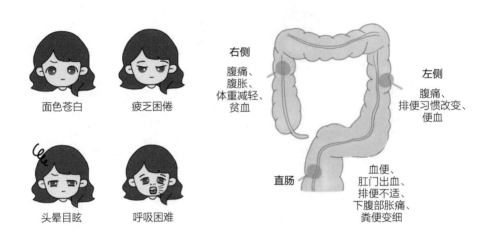

面色苍白　　疲乏困倦

头晕目眩　　呼吸困难

右侧
腹痛、
腹胀、
体重减轻、
贫血

左侧
腹痛、
排便习惯改变、
便血

直肠

血便、
肛门出血、
排便不适、
下腹部胀痛、
粪便变细

（四）肿瘤局部浸润症状

结肠癌侵及周围组织或器官，引起相应的临床症状。结肠癌若侵及与之接触或粘连的小肠形成内瘘时可出现餐后腹泻、排出尚未完全消化的食物等症状。

（五）肿瘤转移症状

肿瘤通过血行转移至肝、肺、骨等部位，导致肝功能受损、黄疸、呼吸困难、头晕、头痛或骨转移部位的疼痛等。癌细胞广泛种植、播散在腹膜，可出现腹水症状。种植转移灶浸润或压迫肠管，出现腹痛、呕吐、腹胀、停止排气和排便等肠梗阻的症状。

二、结肠癌为什么越早发现越好？

结肠癌的病理类型和浸润范围决定其治疗原则、治疗方法、治疗效果、预后及患者的生活质量，见表1-1。尽早发现可最大幅度地根治肿瘤，提高治愈率。

表 1-1 结肠癌不同分期的治疗原则、治疗效果与预后

分期	治疗原则	治疗效果	预后（5 年生存率）
极早期	内镜治疗	良好	＞ 90.9%
早期	外科手术	可以根治	69.9% ~ 78%
中晚期	手术为主的综合治疗	一部分患者根治	50.5% ~ 63.2%
不能做手术的局部中晚期	化疗为主的综合治疗	改善患者的生活质量	
复发或者是远处转移	化疗、靶向治疗、手术、介入治疗、放疗等综合治疗	延长患者的生存时间	5.2% ~ 12.8%

四、结肠癌有哪些类型?

(一)大体分型

溃疡型、隆起型、浸润型。

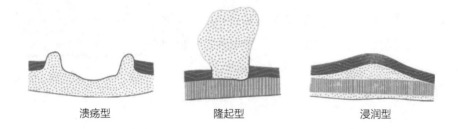

溃疡型　　　　　隆起型　　　　　浸润型

(二)组织学分类

腺癌（管状腺癌、乳头状腺癌、黏液腺癌、印戒细胞癌）、腺鳞癌（少见）、未分化癌（预后差）。

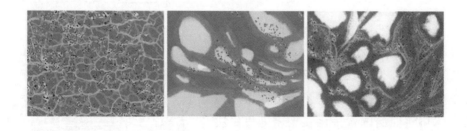

43

（三）按解剖部位分类

左半结肠癌、右半结肠癌。

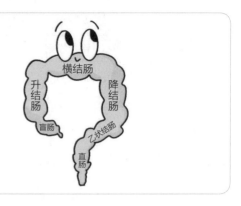

五、为了进一步明确是哪种结肠癌，需要做哪些检查？

（一）活检

结肠镜检查可以观察自肛门口至回盲部的全部结肠，通过结肠镜活检取得病理诊断。液体活检：通过体液标本（外周血、尿液、唾液、胸腔积液、腹腔积液等）进行诊断分析，有简便快捷、微创、实时、特异性高的特点，有利于结肠癌早期筛查、诊断、术后监测以及靶向用药指导。

（二）影像学检查

1. CT　被认为是对结肠癌分期及预后判断较好的方法之一。

2. B超　行肝、胆、胰、脾、肾等实质脏器的超声检查，了解结肠癌转移及浸润情况。

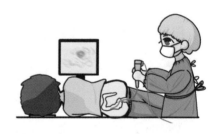

3. MRI　是结肠癌术前诊断与分期的首选影像学检查方法，可以从整体上显示结肠癌的纵向和横向侵犯，较准确地判断肿瘤在肠壁的浸润深度。胃肠道磁共振水成像技术可将原始图像采用最大密度投影法（maximum intensity projection，MIP）重建，得

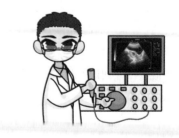

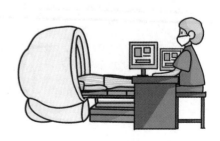

到类似于注射造影剂或行静脉肾盂造影一样的影像，可部分替代结肠钡灌肠造影，为制订治疗方案提供有益的指导，有望预测新辅助放化疗疗效。

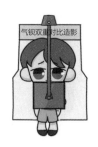

4．PET-CT 评估是否有癌细胞转移到全身脏器。

5．气钡双重对比造影 直观判断中晚期结肠癌的位置和长度。

六、结肠造口术后如何观察造口是否正常？

1．了解造口的类型（结肠造口、回肠造口）、造口的模式（单腔造口、袢式造口、双腔造口）和造口的位置（右上、下腹，左上、下腹，伤口正中等）。

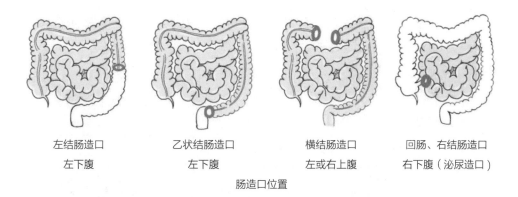

| 左结肠造口 | 乙状结肠造口 | 横结肠造口 | 回肠、右结肠造口 |
| 左下腹 | 左下腹 | 左或右上腹 | 右下腹（泌尿造口） |

肠造口位置

2．观察造口处黏膜的颜色、形状、高度、是否水肿等情况。正常情况下，肠造口黏膜为红色或粉红色，表面光滑、湿润。高度为略高于皮肤 1.5cm 或与皮肤面持平。水肿是术后正常现象，造口肿胀、发亮或呈半透明状，一般于术后 6~8 周逐渐恢复正常。

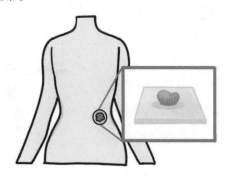

45

3．观察皮肤、黏膜缝线的情况，有无皮肤、黏膜分离，有无感染或皮肤对缝线材质过敏。

4．观察造口周围皮肤，有无红斑、损伤、皮疹或水疱。

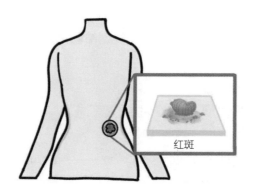

红斑

5．观察肠造口功能的恢复情况。在最初的 2 日内一般只有少量的血性分泌物而无气体或粪便，术后 48~72 小时开始排气，观察排泄物的色、质、量及气味。

七、造瘘患者还可以做结肠镜检查吗?

可以。造瘘患者做肠镜需注意术前准备、患者体位、造口指诊、插镜方法。

1．术前准备　患者术晨禁食，口服导泻剂清洁肠道，不用镇静、镇痛药物。

2．患者体位　患者造口在左侧时取左侧卧位，在右侧时取右侧卧位。操作者面对患者，站在患者造口侧。

3．造口指诊　操作者戴橡胶手套，用硅油纱布充分润滑造口处黏膜及术者手指，检查造口有无狭窄及造口处黏膜情况，示指沿造口缓慢插入，有造口狭窄者（示指不能插入或阻力大时）用小指、示指依次扩张造口，插入造口后，手指在造口部停留 3~5 分钟至造口松弛。

4．插镜方法　操作者一手固定造口处皮肤和镜身，另一手在距造口 15~20cm 处持镜沿造口缓慢插入。镜身入肠腔后有一种落空感，然后缓慢充气寻腔，见腔后按结肠

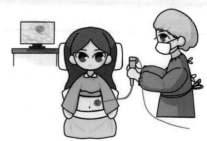

的走行方向调节旋钮，循腔进镜，必要时改变患者体位，镜身始终和腹壁垂直，直至完成结肠镜检查全过程。

八、结肠癌患者还可以进食高纤维素食物吗？

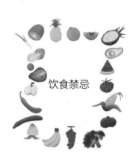

饮食禁忌

结肠癌患者手术、化疗等治疗后会造成肠腔狭窄、肠蠕动减缓及肠梗阻，高纤维素食物难消化、不易吸收，会加重结肠癌患者的胃肠负担。

（沈红　李蕾帆　许辉琼）

第八节 胃癌

一、胃癌的危险因素有哪些?

常见的病因包括幽门螺杆菌感染、癌前病变、遗传因素;常见的诱因有环境污染和饮食因素等。

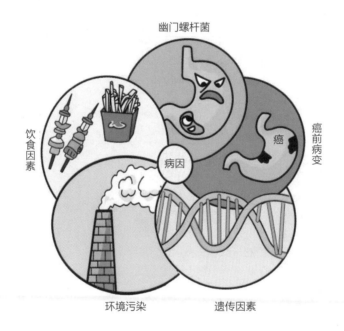

（一）病因

慢性炎症、萎缩性胃炎、萎缩性胃炎伴肠上皮化生、异型增生等病变，在幽门螺杆菌感染、不健康饮食和不良环境等多种因素的作用下，逐渐转变为胃癌。

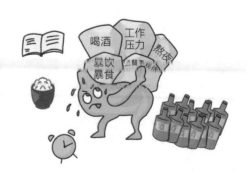

（二）感染因素

目前幽门螺杆菌感染被认定为Ⅰ类致癌原。

（三）环境和饮食因素

腌制、烟熏、霉变食品，以及过多摄入食盐，均可增加胃癌风险。

（四）遗传因素

10%的胃癌患者有遗传倾向。具有胃癌家族史者，胃癌发病率高于普通人群2~3倍。

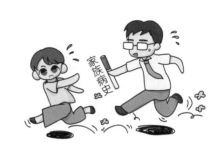

二、得了胃癌会有哪些表现?

（一）早期症状

80%的患者在早期无明显症状，部分患者可有饱胀不适、消化不良、上腹痛等轻微不适。

（二）中期症状

上腹痛最常见，部分患者出现贫血、厌食、上腹部肿块等。

（三）晚期症状

上腹痛程度加剧，出现呕血、黑便、恶病质等。

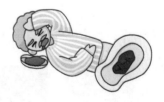

（四）伴随症状

贲门癌患者伴吞咽困难，幽门癌患者伴恶心、呕吐。胃癌转移到肝可引起肝区胀痛，转移到腹膜会出现腹水。

三、胃癌会遗传吗？

有一定的可能。

10% 的胃癌患者有遗传倾向，有胃癌家族史者发病率高于普通人群 2～3 倍。

四、胃癌有哪些类型？

（一）根据病理类型分类

腺癌、印戒细胞癌、腺鳞癌、髓样癌和未分化细胞癌等。

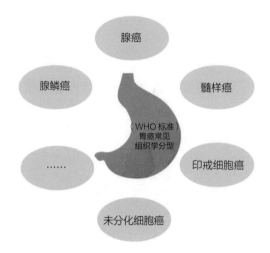

（二）根据胃癌发生部位分类

胃上部癌、胃中部癌、胃下部癌和胃–食管结合部癌。

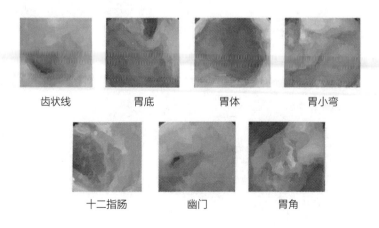

| 齿状线 | 胃底 | 胃体 | 胃小弯 |

| 十二指肠 | 幽门 | 胃角 |

（三）根据病灶侵袭深度分类

病灶浸润深度达黏膜层或黏膜下层的胃癌为早期胃癌，浸润深度达肌层或肌层以上的胃癌为局部进展期胃癌。

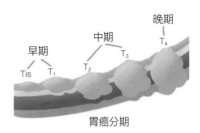

胃癌分期

五、确诊胃癌需要完善哪些检查？

（一）胃镜检查和组织病理学活检

胃镜检查前须禁食 8~12 小时、禁水 2 小时，组织病理学活检是胃癌诊断的"金标准"。

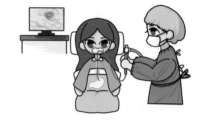

（二）早期胃癌三项

血清胃蛋白酶原Ⅰ（PGⅠ）、血清胃蛋白酶原Ⅱ（PGⅡ）、血清胃泌素 –17（G–17）检测，用于胃癌的早期筛查。

（三）血清肿瘤标志物

胃癌相关血清肿瘤标志物 CEA、CA199、CA242 及 CA724。四者联合检测具有较高的灵敏度及特异度，为胃癌早期诊治提供强有力的参考依据。

肿瘤标志物检测

（四）血常规、大便常规

胃癌患者可有不同程度的贫血，黑便或粪便隐血试验阳性提示当前存在活动性出血。

（五）影像学检查

1. 气钡双重对比造影　简单、无创、经济实惠，适用于群体胃癌的筛查。

2. 超声胃镜　可显示肿瘤在胃壁内的浸润深度和向壁外浸润的情况。

3. CT 检查　胃癌治疗前进行分期的基本手段。

4. MRI 检查　具有良好的组织分辨率。

5. PET-CT 检查　是怀疑胃癌全身转移时采用的检查手段。

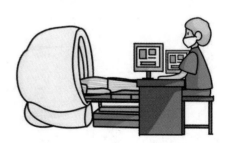

六、胃大部切除术后怎么吃饭？

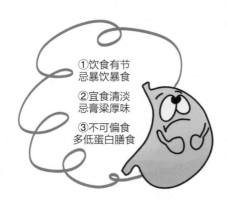

①饮食有节
忌暴饮暴食
②宜食清淡
忌膏粱厚味
③不可偏食
多低蛋白膳食

胃大部切除术后 3~4 日，肠蠕动功能恢复后可进清流质饮食（水、米汤、果汁等），以少食多餐为原则，每日 7~8 餐。2~4 日无明显恶心、呕吐后进半流质饮食（稀饭、面条、鸡蛋羹等），每日 5~6 餐。2~3 周后，如无不良反应，进软食。再经 2 周左右，可进普通饮食，每日 4~6 餐，每餐应为术前 1/3~1/4 食量，保证残胃的休息与排空。

饮食建议：以清淡、质软、低脂、低糖食物为主，补充富含铁、维生素 B_{12}、叶酸的食物，避免高糖、高脂、过冷、过热、辛辣、过酸等刺激性食物。

（沈红　李蕾帆　许辉琼）

第二章

漫话肿瘤治疗

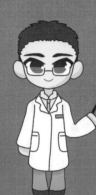

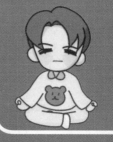

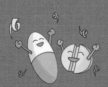

第一节 化疗

一、化疗和放疗有什么区别？

化疗是通过化学治疗药物杀灭癌细胞的一种治疗方法，以全身治疗为主。常见的给药途径有口服给药、静脉给药、体腔给药等。

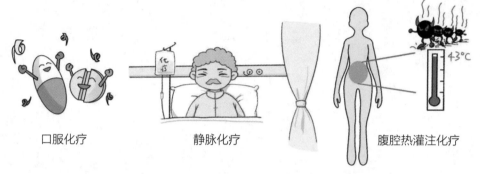

口服化疗　　　　　　静脉化疗　　　　　　腹腔热灌注化疗

放疗是局部治疗，通过放射线照射目标区域杀死癌细胞。

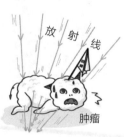

肿瘤

二、化疗都会导致患者恶心、呕吐吗？

不是。

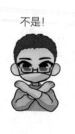

不是！

不同的化疗药物致吐程度不一样，由此将化疗药物分为强致吐性、中致吐性、低致吐性。

强致吐风险
如：顺铂、高剂量卡铂、环磷酰胺

中致吐风险
如：氨磷汀、奥沙利铂

低致吐风险
如：多西他赛、紫杉醇、氟尿嘧啶、吉西他滨

化疗引起的恶心、呕吐（chemotherapy induced nausea and vomiting，CINV）可通过预防来消除或减轻。未进行止吐干预时，70%~80%的患者会出现恶心、呕吐。

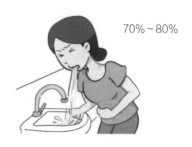

70%~80%

根据医嘱做好全程管理，科学用药，个体化治疗，有望实现化疗全程"0"呕吐。

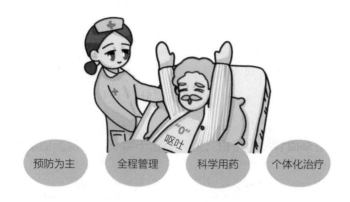

预防为主　全程管理　科学用药　个体化治疗

三、化疗都会导致患者掉头发吗?

不是。

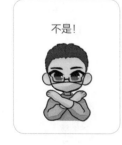

不是!

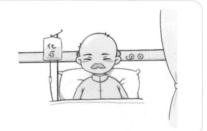

不同化疗药物引发的脱发程度不一样

有的化疗药物不会引起脱发，如氟尿嘧啶。

有的化疗药物仅会引起头发颜色变浅或变深，如顺铂、氨甲蝶呤。

有的化疗药物只导致轻微脱发，如环磷酰胺。

有的化疗药物会导致严重脱发，如紫杉醇。

化疗引致的脱发是可逆的，多数患者在化疗结束1~2个月后会逐渐长出新发。

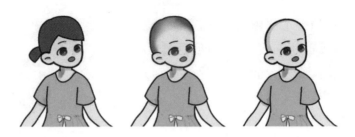

四、输化疗药时，护士为什么建议安置中心静脉导管？

化疗药物对血管刺激性大，并且血管管径越窄，血流速度越慢，刺激性越大。外周静脉管径较窄且血流速度较慢，因此由外周静脉输入化疗药物易引起静脉炎或药物外渗。

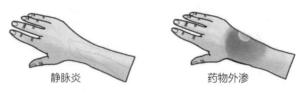

静脉炎　　　　　　　药物外渗

注射部位疼痛、肿胀，有红斑、水疱甚至溃疡
严重者需进行外科清创植皮

中心静脉导管的尖端可直达中心静脉，高速的血流能迅速稀释化疗药物，减少药物对血管壁的刺激，预防静脉炎及药物外渗。常见的中心静脉置管包括：中心静脉导管（central venous catheter，CVC）；经外周静脉穿刺的中心静脉导管（peripherally inserted central venous catheters，PICC）；完全植入式静脉输液港（totally implantable venous access port，TIVAP），简称输液港（port）。

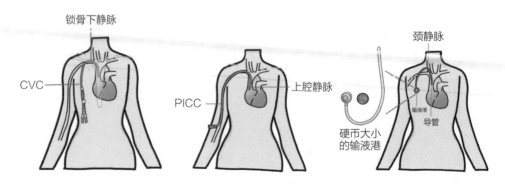

五、化疗期间，为什么要多喝水？

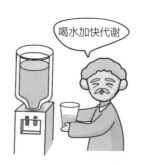

化疗药物及其代谢产物大多需通过泌尿系统排出体外，多喝水可以加快体内药物及其代谢产物排出，减轻化疗药物对肾脏的损害。

患者化疗时每日饮水量应大于 2 500ml。

六、化疗时，皮肤会变黑吗？

可能会。

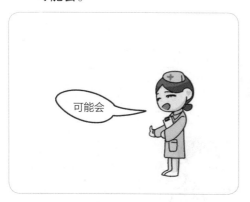

化疗后皮肤变黑是色素沉着所致，是化疗常见的皮肤不良反应。

（一）轻度 / 局限性皮肤色素沉着

1. 身体受压部位色素沉着，见于使用博来霉素后。
2. 口腔黏膜的色素沉着，见于使用多柔比星后。
3. 指（趾）甲的色素沉着，见于使用环磷酰胺后。

（二）明显或广泛性、弥漫性色素沉着

广泛性、弥漫性皮肤色素沉着，见于氨甲蝶呤使用后。

（李洪娟　汪秀云　许辉琼　吴薛滨）

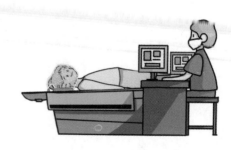

第二节 放疗

一、放疗前需要做哪些准备？

（1）改善全身状况：①戒烟戒酒；②增加营养摄入；③适度运动。

（2）配合治疗合并症：控制感染，稳定活动性肝炎、急性心力衰竭等基础疾病。

（3）配合辅助检查：遵医嘱进行 CT、MRI、PET-CT、超声等检查，帮助医生了解肿瘤及周围组织情况，制订治疗计划。

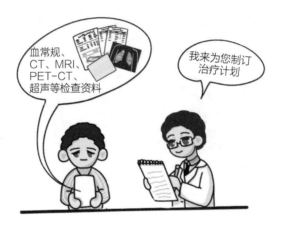

（4）保护照射野的皮肤：①保持局部皮肤清洁、干燥，遵医嘱使用皮肤保护剂，防止皮肤损伤；②头颈部肿瘤患者预先拔除龋齿，待牙床创口愈合后方可进行放疗。

（5）配合照射野的定位：①配合医生进行体位固定，体表的标记线和贴膜应保持清晰，若有模糊不清时告知医生进行处理，不能随意擦除，不能自行描画；②乳腺癌、肺癌等肿瘤放射部位受呼吸的影响，治疗中位置可能发生移动，应进行腹式呼吸训练，尽量保持治疗位置不发生变化。

（6）正确认识放疗，保持心理健康：①了解病情，放疗方案与流程，预后，放疗中和放疗后可能发生的不良反应及其预防、应对措施；②消除顾虑与不良情绪，树立对治疗与疾病的积极态度。

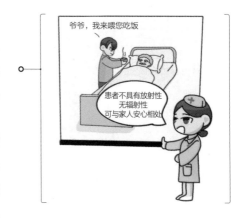

（7）放疗当日准备：①按预约时间，携治疗单至指定放射治疗室外等候；②进入放射治疗室前摘除随身携带的金属物品；③穿原先定位时穿的衣物，放松身体，配合摆放体位，保持体位与模拟定位时一致，保证放疗部位准确；④治疗中严禁咳嗽、说话或移动身体，若有不适，按铃呼叫医生。

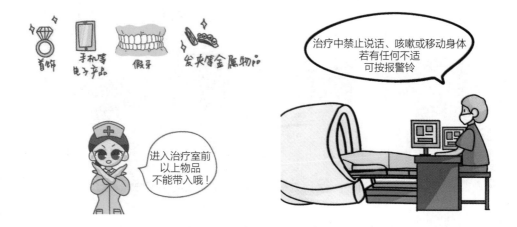

二、放疗期间应如何保护放疗部位的皮肤？

（1）保持皮肤清洁、干燥：①用温水和柔软毛巾轻轻蘸洗，禁用肥皂擦洗或热水浸浴；②注意腋窝、腹股沟、外阴等多汗区域的清洁。

（2）避免物理、化学刺激：①穿柔软、宽松、吸汗的衣物，避免摩擦；②不自行涂抹药膏及护肤品，禁用乙醇、碘酒、红花油等刺激性或含重金属的药物，避免胶带粘贴；③禁止湿敷、热敷，禁用冰袋和暖具；④外出时避免阳光照晒，不做红外线理疗等。

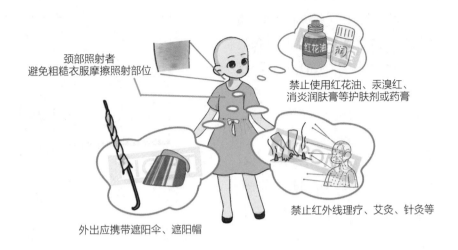

颈部照射者
避免粗糙衣服摩擦照射部位

禁止使用红花油、汞溴红、消炎润肤膏等护肤剂或药膏

外出应携带遮阳伞、遮阳帽

禁止红外线理疗、艾灸、针灸等

（3）防止外伤：①勿挠抓皮肤，脱屑时忌用手撕剥；②如需要去除体表毛发，选择电剃须刀、电动刮刀；③禁止注射；④适当保护，防止磕碰损伤。

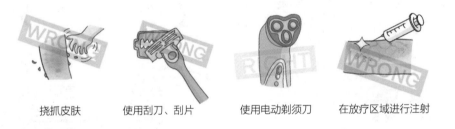

挠抓皮肤　　　使用刮刀、刮片　　　使用电动剃须刀　　在放疗区域进行注射

三、胸部肿瘤放疗期间，身体出现哪些特殊不适时应告知医护人员？

胸部肿瘤主要包括肺癌、食管癌和胸腺瘤等纵隔肿瘤，接受放疗后患者可能出现以下不良反应，需及时告知医护人员进行处理：

（1）食管炎：主要表现为吞咽疼痛、梗阻感及进食困难。晚期可发展为溃疡、穿孔。

（2）气管炎：刺激性干咳，痰难以咳出。

（3）肺损伤：低热、咳嗽、胸闷、呼吸困难等。严重者可能出现急性呼吸窘迫、高热。

（4）心脏损伤：疲劳、劳力性呼吸困难、胸痛、心悸、发绀（紫绀）等。

（5）脊髓损伤：肢体出现麻木、刺痛、触电感、烧灼感等异常感觉，四肢瘫软或肌张力增高，腱反射亢进等。

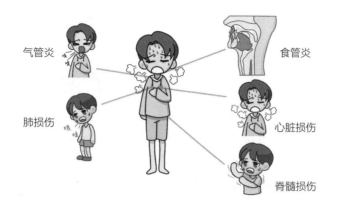

气管炎　食管炎　肺损伤　心脏损伤　脊髓损伤

四、腹部肿瘤放疗期间，身体出现哪些特殊不适时应告知医护人员?

腹部肿瘤主要包括胃癌、肝癌、胰腺癌、直肠癌等，接受放疗后患者可能出现以下不良反应，需及时告知医护人员进行处理：

（1）上消化道溃疡、出血及穿孔：上腹部隐痛、钝痛、持续出现的刀割状或烧灼样疼痛，呕血、黑便，伴头晕、心悸、四肢发冷、休克等。

（2）放射性肝炎：肝区疼痛、非癌性腹腔积液、肝大。

（3）急性胰腺炎：突然发生持续性进行性加重的腹部疼痛，呈刀割样，可向背部放射。频繁呕吐，吐出物呈胆汁样、粪汁样。

（4）肠梗阻、穿孔、瘘管：阵发性剧烈的腹部绞痛；腹胀、频繁呕吐，内容物为血性，呕吐后腹痛、腹胀不缓解；腹部压痛、反跳痛、肌紧张；血样腹泻。

（5）放射性皮肤损伤：多发生在肛门周围，重者出现破溃。

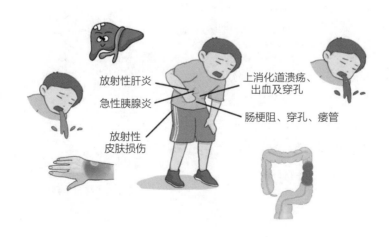

放射性肝炎　急性胰腺炎　放射性皮肤损伤　上消化道溃疡、出血及穿孔　肠梗阻、穿孔、瘘管

五、出现让人"痛不欲生"的口腔黏膜炎，要注意些什么？

（1）保持口腔清洁：①掌握正确的含漱方法。遵医嘱选择生理盐水、苄达明漱口液等，将漱口液含在口中，鼓动两腮和唇部，使其充分接触口腔黏膜与牙齿，利用水力反复冲洗，2～3min/次，3～4次/d。②用餐后及睡前，用软毛牙刷、含氟牙膏刷牙，清除食物残渣及细菌。

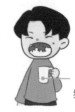

漱口液的类型：
生理盐水、碳酸氢钠溶液等或遵医嘱选择苄达明漱口液
频率2～3min/次，3～4次/d

（2）避免不良刺激：①戒烟、戒酒；②避免过热、过硬、过酸、辛辣、粗糙的食物；③有义齿的患者应妥善佩戴；④有龋齿的患者应保持残根清洁。

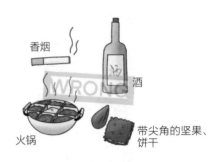

香烟

酒

火锅

带尖角的坚果、饼干

（3）缓解疼痛：遵医嘱应用含吗啡、利多卡因等成分的漱口液止痛。

（4）保持口腔黏膜湿润：①漱口后嚼口香糖；②口含维生素C片、西洋参、话梅等；③含服蜂蜜15～20ml，缓慢吞咽，糖尿病患者禁用蜂蜜，乳腺癌患者慎用蜂蜜；④进行舔舌运动，促进唾液分泌。

舔舌运动

（5）降低口腔温度：放射治疗前后，含冰水或冰块2～3分钟，保持口腔均匀受冷。注意：使用奥沙利铂者禁用，对冷敏感者、老年患者慎用。

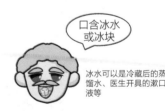

口含冰水或冰块

冰水可以是冷藏后的蒸馏水、医生开具的漱口液等

（6）保证营养支持：①多饮水，每日饮水量2 000～3 000ml；②多食蔬菜、水果等含水量高的食物；③当口腔炎症影响进食时，配合医生管饲肠内营养或使用肠外营养。

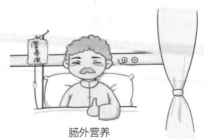

肠外营养

六、放疗部位皮肤发生脱皮、渗液时，要注意些什么？

（1）局部皮肤的日常防护：按放疗患者皮肤保护方法做好日常护理。

（2）局部药物治疗：根据皮肤反应程度，遵医嘱使用生理盐水等溶液清洁局部皮肤，干燥后遵医嘱选用抗感染、促吸收、促愈合的药物进行治疗。

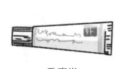 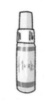

乳膏类
（促进胶原合成，帮助渗出物排出）

喷剂
（长效抑菌）

细胞保护剂和生长因子
（促进修复，加速愈合）

粉剂
（自溶清创，促进愈合）

（3）加强营养摄入：进食高蛋白、高热量、高维生素的食物，增强机体抵抗力和组织修复能力。

（4）心理疏导：了解放疗相关性皮炎的分期与表现，以及治疗过程中的注意事项，重视皮肤保护，消除疑惑、焦虑、恐惧等不良情绪。

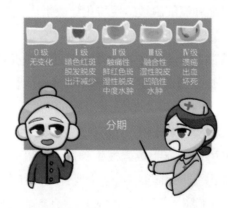

（5）密切观察：观察皮肤反应的变化，及时告知医生，配合医生进行进一步治疗。

（李佳岭　朱宁　陈华英　吴薛滨）

第三节 靶向治疗

一、什么是靶向药物？

靶向药物是指通过干扰肿瘤增殖、进展相关的分子靶点而实现抑制或阻断肿瘤进展的药物。与传统化疗药物相比，靶向药物具有较强的特异性，对正常细胞伤害较小，副作用小。

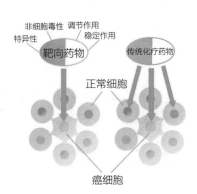

二、靶向药物有哪些类型？

（1）大分子单克隆抗体：单克隆抗体是一种人造物质，能够特异地作用于肿瘤细胞表面，与受体或配体竞争结合，抑制肿瘤细胞增殖。可单独使用，也可与化疗联合应用，提高肿瘤细胞敏感性与化疗效果。代表药物有曲妥珠单抗、利妥昔单抗、贝伐珠单抗等。

（2）小分子激酶抑制剂：小分子靶向药物多通过特异性阻断肿瘤生长、增殖过程中所必需的信号传导通路，达到抑制肿瘤细胞生长或预防肿瘤转移的作用。目前激酶靶点主要针对酪氨酸激酶，对应的酪氨酸激酶抑制剂（tyrosine kinase inhibitor，TKI）分为受体类 TKI［主要针对表皮生长因子受体（EGFR）、血管内皮生长因子（VEGF）、血小板源性生长因子（PDGF）、成纤维细胞生长因子受体（FGFR）家族］、非受体类 TKI［主要针对 *ABL* 原癌基因、JAK 激酶、*SRC* 基因、黏着斑激酶（FAK）家族］。代表药物有吉非替尼、伊马替尼、索拉非尼等。

三、一代、二代、三代靶向药物是什么？

以肺癌最常见的靶点为例，已研发出针对 *EGFR* 基因突变和 *ALK* 基因突变的一代、二代、三代靶向药物。

药物靶点	一代	二代	三代
EGFR	吉非替尼 盐酸厄洛替尼 埃克替尼	阿法替尼	奥希替尼 艾维替尼
ALK	克唑替尼	色瑞替尼 艾乐替尼	劳拉替尼

老一代靶向药物在治疗过程中存在耐药性、活性不足、治疗效果不佳、副作用较多等问题，为解决这些问题，新一代的靶向药物被不断开发。新一代靶向药物区别于老一代靶向药物主要表现在：

（1）上市时间往往更晚：随着肿瘤分子学的不断发展，新靶点被发现，新技术被开发。靶向药物的持续研发还有很长的路要走。

（2）在某些方面更好：①选择性增强，副作用更小；②活性更强，疗效更佳；③能够有效抑制某些特定耐药突变；④针对不同肿瘤的特征，改善生存预期与生活质量，例如 *ALK* 基因突变的患者易发生脑转移，一代、二代靶向药物突破血脑屏障能力有限，对脑转移肿瘤效果不佳，三代靶向药物劳拉替尼能够突破血脑屏障，通过临床试验后将改善脑转移肿瘤患者的生存预期。

四、为什么要做基因测序？

肿瘤的异质性是肿瘤治疗面临的一大问题。靶向药物作为精准治疗中的先行者，分子靶点的检测是开展个体化治疗的前提。目前个体分子靶点检测包括个体基因突变靶点的检测、个体基因扩增靶点的检测、个体基因融合靶点的检测。

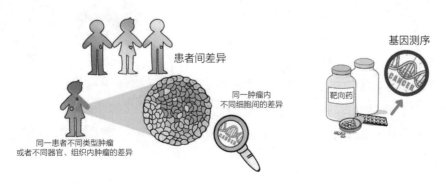

患者间差异

同一肿瘤内
不同细胞间的差异

同一患者不同类型肿瘤
或者不同器官、组织内肿瘤的差异

基因测序

靶向药

基因测序的作用有哪些呢?

（1）协助癌症诊断。

（2）指导用药：对于有明确靶点的药物，须在靶点检测后使用。

（3）疗效监测与预测。

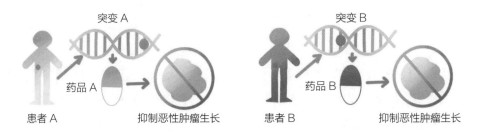

五、靶向治疗期间，可能会有哪些副作用?

根据作用靶点不同，靶向药物产生的副作用也不尽相同。以肺癌治疗中应用最广泛的分子靶向治疗药物表皮生长因子受体酪氨酸激酶抑制剂（epidermal growth factor receptor-tyrosine kinase inhibitor，EGFR-TKI）为例，看看可能发生哪些不良反应?

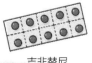 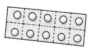

常用 EGFR-TKI 药物

（1）皮肤毒性反应：发生率为 50%～80%，是最常见的不良反应，主要表现为痤疮样皮疹、荨麻疹、甲沟炎及甲裂、脱发、面部多毛、皮肤干燥、瘙痒、脱屑等。

护理指导：①观察皮肤情况，使用不含乙醇的润滑剂保湿皮肤；②保持皮肤清洁，使用温水清洗，避免冷、热、碱性肥皂等刺激；③穿着舒适、柔软衣物；④皮疹、脱屑

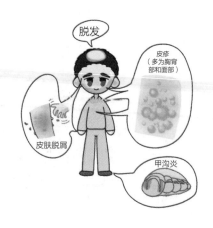

处勿抓挠；⑤注意防晒，避免紫外线直接照射；⑥了解治疗可能产生脱发的副作用，保持积极健康的心态，脱发后及时清理，选择合适的假发。

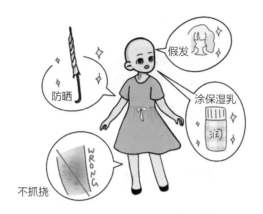

（2）疲劳乏力、思睡。

护理指导：①安排适度的有氧运动，如慢跑、瑜伽等；②进行正念疗法等训练；③配合穴位按摩及中医食疗，缓解不适；④防止跌倒、坠床等意外事件发生。

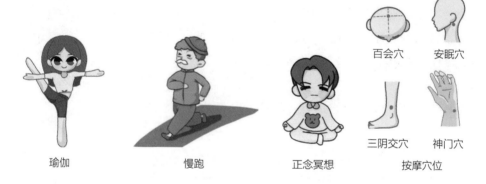

（3）消化系统毒性：主要表现为腹泻、恶心、呕吐、厌食。

护理指导：①少食多餐，给予适量高蛋白质、高热量、高维生素、清淡、易消化的饮食，避免酒精、咖啡等刺激性食物；②用餐环境舒适；③腹泻者应给予少渣、低纤维素饮食，避免油腻食物，多饮水；④保持肛周皮肤清洁干燥，观察有无破损、感染。

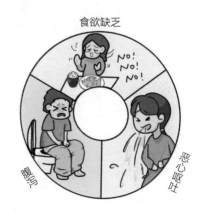

（4）眼毒性：出现视力下降、结膜炎、眼睑炎、角膜糜烂。

护理指导：①注意眼部卫生，分泌物较多时使用生理盐水冲洗清理，保持眼睛湿润舒适；②防止视力异常导致的意外。

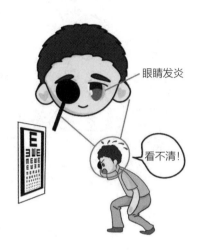

（5）呼吸系统毒性：导致间质性肺病，出现胸闷、气急、咳嗽、呼吸困难、发绀等表现。

护理指导：①进行腹式呼吸、缩唇呼吸训练，提升肺功能；②密切观察病情变化，遵医嘱进行治疗。

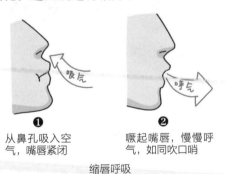

❶ 从鼻孔吸入空气，嘴唇紧闭

❷ 嘬起嘴唇，慢慢呼气，如同吹口哨

缩唇呼吸

（李佳岭　朱宁　陈华英　吴薛滨）

第四节 免疫治疗

一、什么是免疫治疗？

利用机体免疫系统特异性识别和杀伤的原理，通过调动体内免疫系统来杀伤肿瘤细胞，靶向清除肿瘤细胞，激活患者体内抗肿瘤免疫系统的应答。目前常用的免疫抑制剂有程序性死亡[蛋白]受体–1（PD–1）和程序性死亡[蛋白]配体–1（PD–L1）抑制剂。

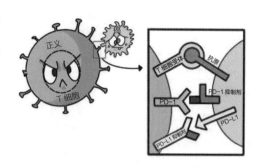

二、靶向药物和免疫药物，哪个更好？

任何治疗方案都是一把双刃剑：生存获益与风险并存。

1. 对于有驱动基因突变的肿瘤患者，靶向治疗更加精准，副作用更低，可显著延长患者无进展生存期。

2. 免疫治疗需进行免疫组织化学PD–L1检测。免疫治疗可显著改善晚期肿瘤患者的生存状况。

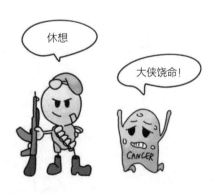

三、免疫治疗通常会有哪些不良反应？

最常见的不良反应有皮疹、皮肤干燥及瘙痒、腹泻、肺炎、甲状腺功能紊乱等。

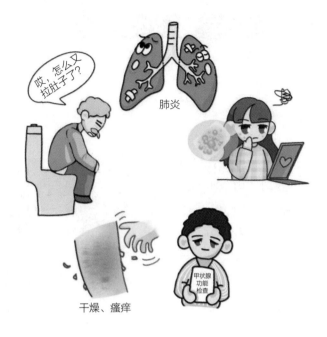

肺炎

干燥、瘙痒

甲状腺功能检查

四、出现免疫治疗的不良反应，该怎么办？

早期预防、早期识别、早期治疗，可明显提高患者的耐受性，减轻患者的痛苦，使患者最大程度获益。

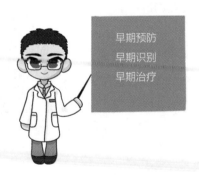

早期预防
早期识别
早期治疗

（谢玲玲　何赟莉　符琰　吴薛滨）

第五节 介入治疗

一、什么是肿瘤介入治疗？

肿瘤介入治疗是指在影像学方法的引导下对肿瘤进行局部的治疗，包括血管性介入治疗和非血管性介入治疗两类。

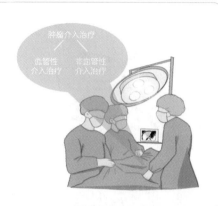

其中血管性介入治疗是在肿瘤供血动脉内灌注化疗药物及血管栓塞性物质，使高浓度的药物阻断肿瘤的供血血管，从而"饿死"肿瘤细胞。

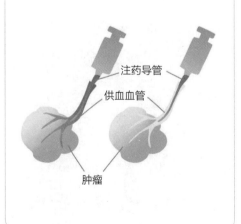

肿瘤介入治疗的优势在于以微小的创伤获得与手术治疗相似或更好的治疗效果，可用于肺癌、肝癌、肾癌、胃癌、胰腺癌等多种癌症的治疗。

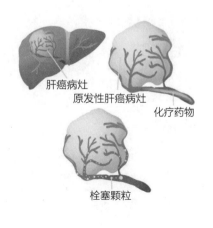

71

二、介入治疗前应做哪些准备?

1. 饮食 术前 2 小时禁食,4~6 小时禁饮。

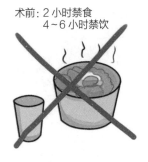

术前: 2 小时禁食
4~6 小时禁饮

2. 皮肤准备 剔除下腹部、外阴及双侧大腿上 1/3 的毛发,并做好局部皮肤的清洁。

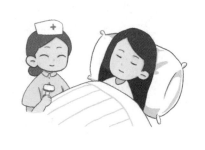

3. 用物准备 食用盐 3 袋(350g/ 袋)。

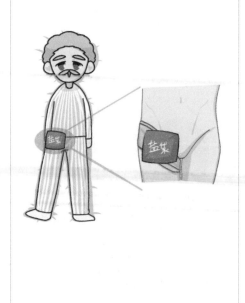

4. 提前练习床上大、小便。

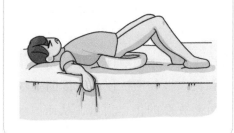

5. 保持良好心态。

保持愉悦的心情

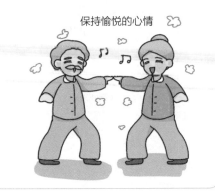

三、介入治疗后，有哪些注意事项？

1. **按压穿刺点** 用手按压穿刺点 2 小时后，用盐袋按压 6 小时。

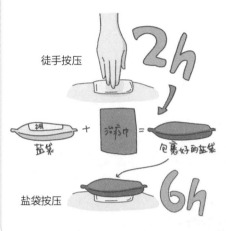

2. **进食** 若无胃肠道不适即可适当进食清淡饮食。

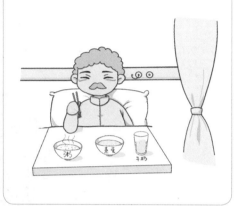

3. **休息** 卧床休息 24 小时，穿刺侧肢体制动 6~8 小时。

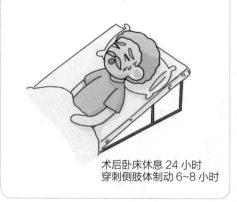

术后卧床休息 24 小时
穿刺侧肢体制动 6~8 小时

4. **弹力胶布** 术后 24 小时揭除。

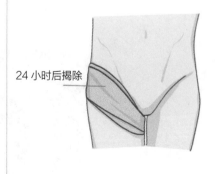

5. 常见不良反应

（1）发热：早期发热多为肿瘤坏死组织吸收所致，体温在38.5℃以下采用物理降温，体温高于38.5℃可行药物降温，考虑抽血进行血培养。

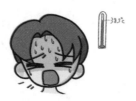

（2）疼痛：栓塞区域疼痛，可采用吗啡、布桂嗪等药物镇痛。

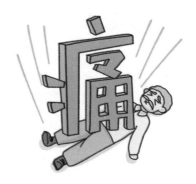

（3）胃肠道反应：恶心、呕吐程度往往不剧烈，可使用药物止吐。

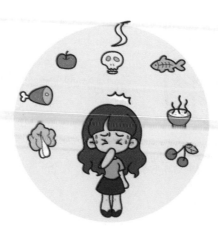

（李洪娟　汪秀云　许辉琼　吴薛滨）

第六节 营养支持

一、癌细胞能被"饿死"吗？

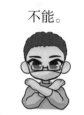

不能。

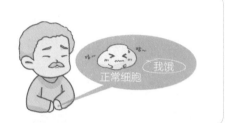

不吃饭以"饿"死肿瘤细胞？最先被"饿"死的是正常细胞！

正常细胞

我饿

　　事实上，肿瘤患者营养不良的发生率很高，为40%～80%。营养不良的肿瘤患者并发症更多，生活质量更低，预后更差，生存时间更短。因此，营养治疗是肿瘤患者的基本治疗措施之一。

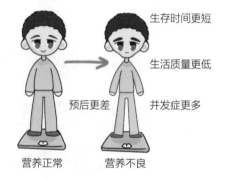

生存时间更短

生活质量更低

并发症更多

预后更差

营养正常　　营养不良

二、长期喝牛奶会致癌吗？

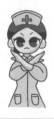

不会。

　　传闻中，牛奶中的IGF-Ⅰ（胰岛素样生长因子Ⅰ）致癌。其实牛奶中的IGF-Ⅰ很少且经过出厂前加热及人体的消化过程，已不具有活性，不会致癌。

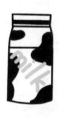

　　事实上，牛奶是世界公认的能被人们消化、吸收和利用最为理想的食物之一。它含有丰富的蛋白质、钙、生物活性物质等，可以放心喝。

三、老百姓所说的"发物"，到底该怎么吃？

发物到底是什么？目前没有权威指南给出明确的定义。实际上，就西医的角度而言，并没有"发物"的说法，而中医要求患者忌口，也并不是从"发物"的角度出发，而是从食物的食性角度出发。

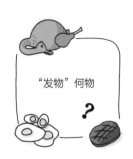

人们口口相传的"发物"，几乎都是日常生活中的普通食材。盲目忌食"发物"，缺乏科学依据，不足为信。建议肿瘤患者均衡饮食，营养全面。

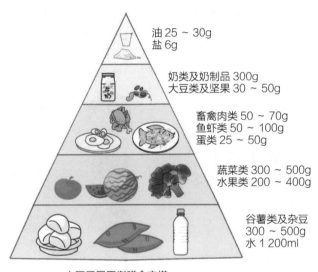

油 25 ~ 30g
盐 6g

奶类及奶制品 300g
大豆类及坚果 30 ~ 50g

畜禽肉类 50 ~ 70g
鱼虾类 50 ~ 100g
蛋类 25 ~ 50g

蔬菜类 300 ~ 500g
水果类 200 ~ 400g

谷薯类及杂豆
300 ~ 500g
水 1 200ml

中国居民平衡膳食宝塔

四、食欲不好，打营养针就够了吗？

不是。

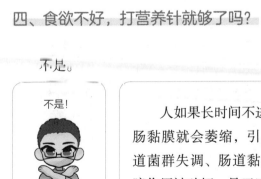

不是！

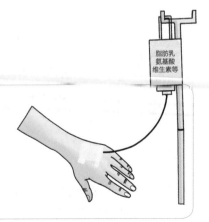

脂肪乳
氨基酸
维生素等

人如果长时间不进食，肠黏膜就会萎缩，引起肠道菌群失调、肠道黏膜屏障作用被破坏，易于感染。

肿瘤患者能经口进食就经口进食。若单靠经口进食无法满足机体需要可以使用口服营养进行补充，不能经口进食且无法接受肠内营养的患者可选择肠外营养。

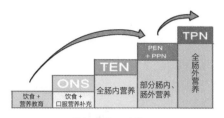

营养治疗五阶梯

五、治疗期间恶心难受，进食应注意什么？

1. 少食多餐，每日进食 6~8 餐。
2. 宜进食清淡的高蛋白饮食，避免肥腻、煎炸、辛辣食物。
3. 可食用偏酸性食物开胃，如山楂、橘子等。
4. 如自觉口气明显，可舌下含一片薄荷糖或柠檬含片。
5. 如呕吐，务必在呕吐之后漱口。
6. 保证充足饮水量（> 2 500ml/d）。
7. 保持就餐环境清洁、通风、温度适宜。
8. 饭后不要马上平卧，如饭后想休息，可以取坐位或半坐位 30~60 分钟。

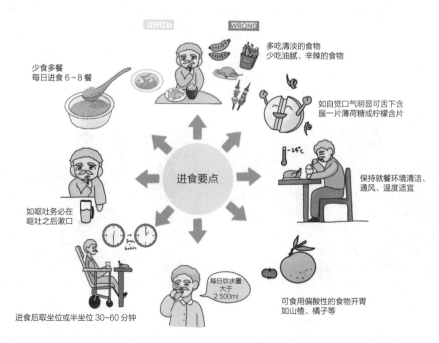

（李洪娟　汪秀云　许辉琼　吴薛滨）

第七节 随访

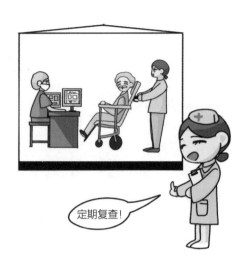

定期复查!

一、为什么出院后还要随访?

肿瘤患者在治疗期间、治疗结束后均需要随访,目的是:

1. 评价康复效果。

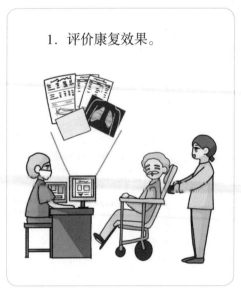

2. 评估肿瘤有无局部复发或转移。

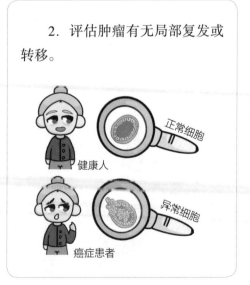

健康人

正常细胞

癌症患者

异常细胞

3. 评估和处理治疗带来的并发症。

二、多久随访一次？

（一）治疗期间

1. 每周检查血常规，查看血细胞和肝、肾功能状况。

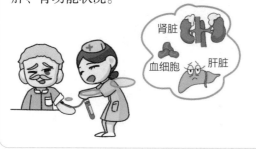

2. 治疗 2 个周期后进行影像学检查以评价疗效。

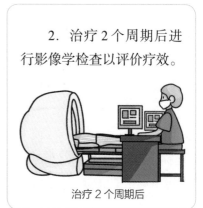

治疗 2 个周期后

（二）治疗完成后

多数肿瘤患者，如头颈部肿瘤、胃癌、黑色素瘤、霍奇金淋巴瘤、纤维性肿瘤、结直肠癌、肺癌、鼻咽癌等患者在完成治疗后应每 3~6 个月随访 1 次，持续 2~3 年。然后每 6~12 个月随访 1 次，持续 3~5 年。此后每年随访 1 次。

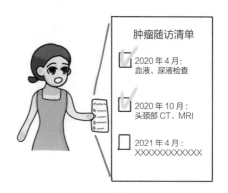

肿瘤随访清单

☑ 2020 年 4 月：
血液、尿液检查

☑ 2020 年 10 月：
头颈部 CT、MRI

☐ 2021 年 4 月：
XXXXXXXXXXXX

三、随访的内容有哪些？

1. 医生会询问疾病状况，进行身体检查，评估营养状况。

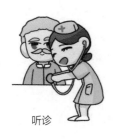

听诊

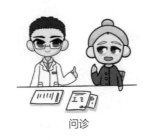

问诊

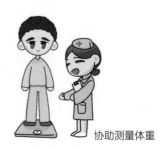

协助测量体重

2. 进行实验室和影像学检查 如癌胚抗原检测，完成 CT、PET–CT、MRI、SPECT 等影像学检查，评估有无肿瘤进展或复发。

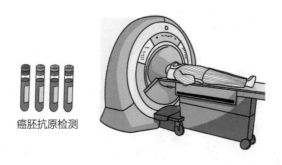

癌胚抗原检测

3. 评估康复效果 如评估乳腺癌术后伤口愈合的情况以及患侧肢体功能恢复的情况。

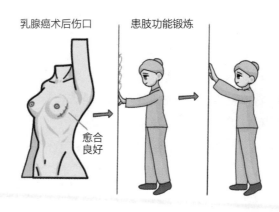

乳腺癌术后伤口　　　　患肢功能锻炼

愈合良好

4. 评估和处理治疗及康复带来的并发症，如放疗患者有无骨坏死情况，有无口腔真菌感染等。

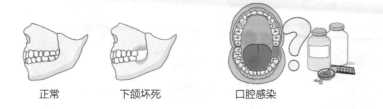

正常　　　　下颌坏死　　　　口腔感染

（韩满霞　刘娟　陈华英　吴薛滨）

第三章
漫话肿瘤伴随症状

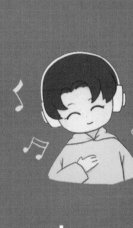

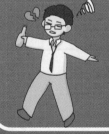

第一节 癌痛

　　疼痛是与实际或潜在的组织损伤或类似损伤相关联的感觉和情绪体验，是最常见的肿瘤相关症状之一。癌痛或癌症相关性疼痛与非恶性肿瘤相关性疼痛完全不同。约 1/4 新诊断恶性肿瘤的患者、1/3 正在接受治疗的肿瘤患者以及 3/4 晚期肿瘤患者合并疼痛。

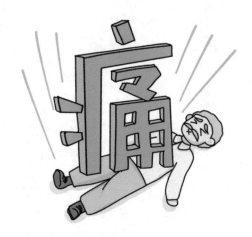

一、如何告诉医护人员，身体有多痛？

　　患者可以使用以下评估工具对自己的疼痛进行评估。

1. 数字分级法（NRS）

0 为无痛，10 为最剧烈疼痛，自己圈出一个最能代表疼痛程度的数字。

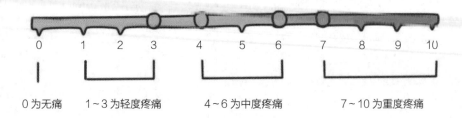

0 为无痛　　1~3 为轻度疼痛　　4~6 为中度疼痛　　7~10 为重度疼痛

2. 主诉分级法（VRS）（表3-1）。

表3-1　主诉分级法（VRS）

疼痛分级	疼痛程度描述
0级	无痛
1级（轻度）	虽有疼痛但可忍受，能正常生活，睡眠不受干扰
2级（中度）	疼痛明显，不能忍受，要求服用止痛剂，睡眠受干扰
3级（重度）	持续的、剧烈的、难以忍受的疼痛，必须服用止痛剂，睡眠受到严重干扰，可伴有植物神经紊乱或被动体位

3. 修订版面部表情疼痛量表（faces pain scale-revised，FPS-R）

适用于儿童、老年人以及存在语言、文化差异或其他交流障碍的患者。

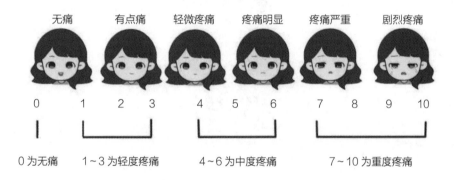

二、使用阿片类药物会成瘾吗?

药物成瘾的发生率与药物的剂型、给药途径和适应证有关，规范使用阿片类药物（如吗啡）的成瘾风险非常低。

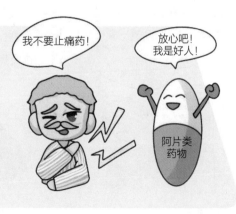

三、镇痛药可不可以痛的时候才吃，不痛的时候就不吃？

不可以。

镇痛药的止痛效果只能在一段时间内有效，服药后超过它的有效时间，其镇痛效果就会减弱。因此，规律地按时服药，才能有效控制疼痛，保证睡眠质量，稳定情绪，从而提高生活质量。

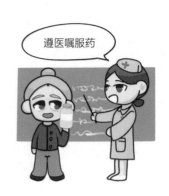

遵医嘱服药

四、吃镇痛药，会有哪些副作用？

1. 便秘

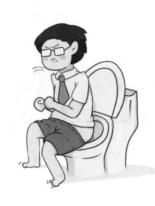

预防：

| （1）多饮水，多食含丰富膳食纤维的食物，适当活动。 | （2）养成规律排便的习惯，如果3天未排大便，就应给予积极的处理。 | （3）适量用乳果糖、开塞露等缓泻剂，必要时灌肠。 |

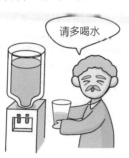

请多喝水

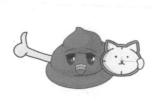

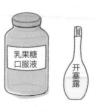

乳果糖口服液

开塞露

2. 恶心、呕吐

预防：给予甲氧氯普胺等止吐药物，如果恶心、呕吐症状消失，则可停止使用止吐药。

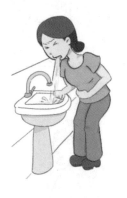

3. 尿潴留

治疗：诱导自行排尿。必要时可导尿。对于持续尿潴留难以缓解的患者，可考虑换用止痛药。

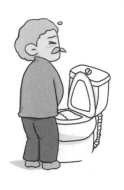

4. 嗜睡及过度镇静

预防：初次使用镇痛药物时剂量不宜过高，剂量调整应在医生的指导下进行。

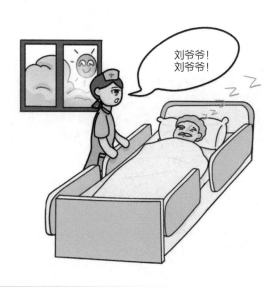

5. 阿片类药物过量和中毒

（1）预防：遵医嘱调整用药剂量、用药期间，注意观察用药后的症状。

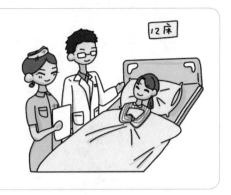

（2）治疗：发现阿片类药物中毒三联征：针尖样瞳孔、呼吸抑制（呼吸频率小于 8 次 /min）、意识改变，应立即通知医生。保持呼吸道通畅，吸氧。静脉注射纳洛酮。其他支持治疗包括保温、加强生命支持等。

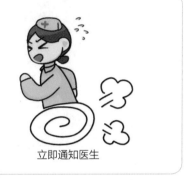

立即通知医生

（李红　何赟莉　郑儒君）

第二节　心理痛苦

罹患癌症后，痛苦的躯体症状、难以忍受的治疗不良反应、高额的治疗费用等问题都会导致患者产生心理痛苦，甚至自杀。

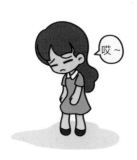

心理痛苦是由多重因素决定的一种不愉快的情绪体验。本质上是心理（认知、行为和情感上的）、社会和精神上的变化。这种情感体验能够明显地干扰患者应对癌症、躯体症状以及治疗的能力，并对治疗效果产生负面影响。

一、得了癌症，怎样倾诉心中痛苦?

1. **向专业人士倾诉**　患者可以告诉专业人士患病以后自己的不适症状、不良情绪、心中想法、生活发生的改变等，与专业人士一起运用科学的方式提高自我的接纳程度，更有效地应对改变。

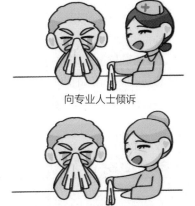

向专业人士倾诉

2. **向亲密朋友或家人倾诉**　患者可以邀约自己的亲密朋友或家人一起聊天谈心、听音乐、购物、进行户外活动等，在轻松愉快的氛围中摒弃杂念，减轻思想负担，释放郁闷，获得情感支持。

向亲密的朋友或家人倾诉

3. **向乐观开朗的患者倾诉**　患者可以同乐观开朗的抗癌患者组建互助的团体小组，相互交流鼓励，谈自己的感受，吸收他人的成功经验，在团体中获得更多社会支持，传递积极信息。

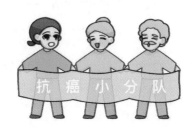

抗 癌 小 分 队

4. 向自己倾诉　患者可以用写日记的方法将不愿与他人说的话、想要完成的心愿（不论大小）统统记录下来，用这种方式与自己进行交流，寻找生活的目标；运用积极的心理暗示，告诉自己："你可以的，一切都会好起来的"。

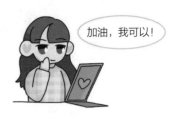

加油，我可以！

二、怎样知道自己的心理出了问题？

目前，可通过"心理痛苦温度计""华西心晴指数（HEI）量表""焦虑抑郁量表"等进行心理问题评估和筛查。在临床工作中，可采用"华西心晴指数量表"对心理健康状况及潜在的情绪障碍进行快速筛查，见表 3-2 和表 3-3。

表 3-2　华西心晴指数量表

最近一个月中您多少时间会感到	完全没有	偶尔	一部分时间	大部分时间	全部时间
1. 情绪低落，无论怎样都无法开心？	0	1	2	3	4
2. 对什么事情都没有兴趣？	0	1	2	3	4
3. 过于紧张？	0	1	2	3	4
4. 控制不住的担心或担忧？	0	1	2	3	4
5. 感到不安，难以平静下来？	0	1	2	3	4
6. 害怕再次突然出现严重的恐惧或惊恐感？	0	1	2	3	4
7. 经常责怪自己？	0	1	2	3	4
8. 没有希望？	0	1	2	3	4
9. 活着没意思？	0	1	2	3	4

表 3-3　HEI 量表分数说明

总分	不良情绪及相关心理健康问题的程度
0～8 分	您在最近一个月中没有**明显**不良情绪及相关心理健康问题
9～12 分	您在最近一个月中存在**轻度**不良情绪及相关心理健康问题
13～16 分	您在最近一个月中存在**中度**不良情绪及相关心理健康问题
16 分以上或仅第 9 题≥2 分	您在最近一个月中存在**重度**不良情绪及相关心理健康问题

三、出现不良情绪，该怎样调节？

1. 向关系密切的人"诉苦"。

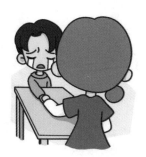

2. 咨询主管医护人员及心理医生，在团体及个体辅导中获得支持。

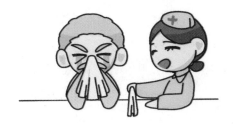

3. 均衡饮食。

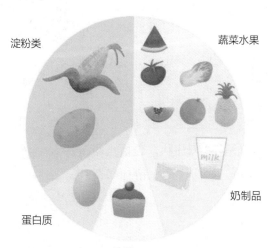

4. 学会自我放松的技巧，比如冥想、练习瑜伽、打太极、跳舞、打球、唱歌等。

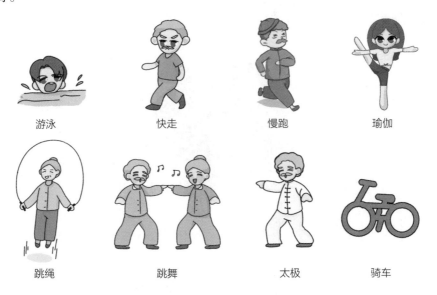

游泳　　　快走　　　慢跑　　　瑜伽

跳绳　　　跳舞　　　太极　　　骑车

5. 避免"借酒消愁"。

借酒消愁
愁更愁

6. 不用过分担心自己能否安睡，当情绪改善，失眠随即会改善。

7. 遵医嘱使用药物来处理症状，包括止痛药、抗焦虑药、催眠药、抗抑郁药、精神兴奋剂等。

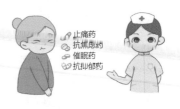

（李红　何赟莉　郑儒君　吴薛滨）

第三节 淋巴水肿

一、什么是淋巴水肿？

淋巴水肿是淋巴循环障碍引起的淋巴液在组织间隙滞留导致的包括组织水肿、慢性炎症和组织纤维化等一系列的病理改变。淋巴水肿多发生在机体的一个部位，最常见于肢体，也可以发生在面部、颈部及外生殖器。

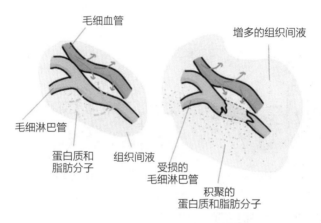

毛细血管

增多的组织间液

毛细淋巴管

蛋白质和脂肪分子

组织间液

受损的毛细淋巴管

积聚的蛋白质和脂肪分子

淋巴水肿中皮肤脂肪细胞的增殖

二、淋巴水肿有哪些类型？

淋巴水肿分为原发性淋巴水肿和继发性淋巴水肿。

（1）原发性淋巴水肿：由淋巴系统发育缺陷等原因所致，依据发病时间可分为先天性（出生时或出生后数月发病）、早发性（儿童期或青春期发病）、迟发性（35岁后发病）。

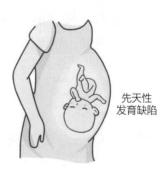

先天性发育缺陷

（2）继发性淋巴水肿：由于外因使淋巴管或淋巴结受损，导致淋巴系统循环障碍引起的水肿。根据发病因素的不同，继发性淋巴水肿有以下类型：放射治疗后淋巴水肿、外伤后淋巴水肿、医源性淋巴水肿、感染后淋巴水肿、恶性肿瘤治疗或转移引起的淋巴水肿。

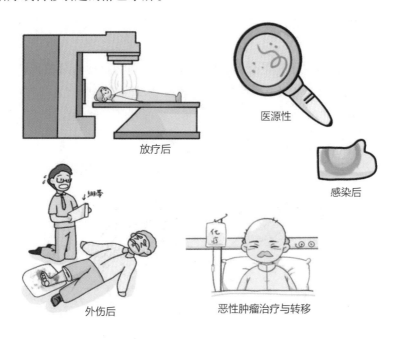

放疗后　　医源性　　感染后　　外伤后　　恶性肿瘤治疗与转移

三、淋巴水肿会有哪些表现？

1．淋巴水肿分期表现

Ⅰ期：蛋白质含量较高，水肿呈凹陷性，肢体抬高后水肿消退。

Ⅱ期：凹陷性水肿消失，组织变硬，肢体抬高后水肿不消退。

Ⅲ期：肢体增粗，组织变硬，纤维化明显，皮肤角化，可长乳突状瘤。

Ⅳ期：象皮肿，肢体异常增粗，皮肤增厚、角化、粗糙，呈大象腿样改变。

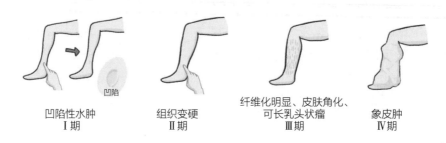

凹陷性水肿　　组织变硬　　纤维化明显、皮肤角化、　　象皮肿
Ⅰ期　　　　　Ⅱ期　　　　可长乳头状瘤　　　　　　Ⅳ期
　　　　　　　　　　　　　　Ⅲ期

2．淋巴水肿相关症状

（1）有肿胀感或肿胀症状。

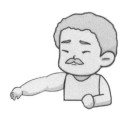

（2）有沉重、皮肤发紧、僵硬症状。

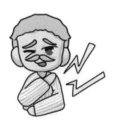

（3）有隐痛、酸痛、胀痛、触痛、麻痹、疲劳症状。

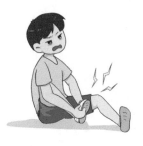

（4）有活动受限或不灵活。

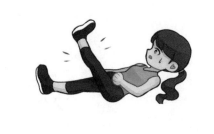

四、淋巴水肿有什么治疗方法？

淋巴水肿的治疗分为非手术治疗（保守治疗）和手术治疗。

1．保守治疗

（1）综合消肿治疗（complete decongestive therapy，CDT）是目前较安全且有效的保守治疗方法，包括皮肤护理、徒手淋巴引流、弹性绷带加压包扎、患肢功能锻炼四个步骤。CDT一般分为2个阶段：第一阶段为强化治疗阶段，包括皮肤护理、徒手淋巴引流、多层低弹力绷带包扎。第二阶段为维持治疗阶段，即第一阶段取得的疗效需要持续的压力装置和手法引流来维护。

皮肤护理：通过清洗和使用润肤剂保护皮肤的屏障功能，使用保湿霜保持皮肤良好状态，发生丹毒或蜂窝织炎应积极进行抗菌治疗等。

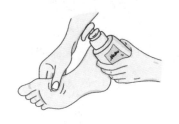

徒手淋巴引流：通过手法引流增加或促进淋巴液和组织间液回流。根据部位选择定圈法、泵送法、旋转法、铲送法，沿淋巴回流方向施加适度的压力进行淋巴引流，施压时间至少1秒，每个部位重复5~7次。

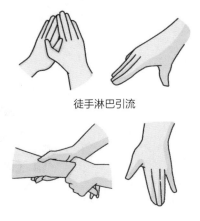

徒手淋巴引流

弹性绷带加压包扎：压力治疗是不可或缺的辅助治疗，是最基本的淋巴水肿治疗方法。弹性绷带包扎能减少组织纤维化，软化组织，巩固徒手淋巴引流的治疗效果，增加淋巴液回吸收面积。弹性绷带分高弹性绷带和低弹性绷带，低弹性绷带是治疗肢体淋巴水肿的最佳材料。

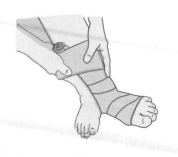

患肢功能锻炼：是 CDT 的重要部分，建议在弹性绷带包扎的情况下做适当锻炼，能加强弹性绷带包扎效果。功能锻炼没有统一规则和定式，原则上循序渐进，先做较轻的活动，再逐渐增加活动量。

上肢可做握拳、屈腕、悬腕、屈肘、爬墙运动等。

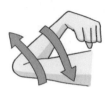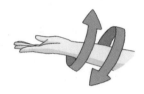

下肢可做踮脚运动、步行、踝泵运动、马步功，使用工具如弹性绷带、脚踏板计步器进行渐进式抗阻训练等。

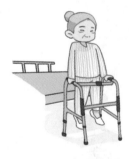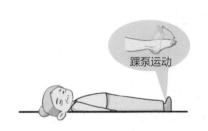

踝泵运动

（2）间歇充气加压装置（intermittent pneumatic compression，IPC）治疗：节段式可充气腔体的肢体套，充气后从远心端向近心端进行序贯加压，驱赶组织中滞留的水分。

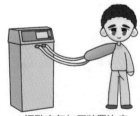

间歇充气加压装置治疗

（3）远红外辐射热疗：此项治疗又被称为"烘绑治疗"。采用特制的远红外治疗仪或微波治疗仪，结合弹力绷带包扎治疗肢体淋巴水肿有一定的疗效。

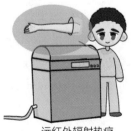

远红外辐射热疗

（4）药物治疗：利尿剂虽然能减轻外周水肿，但易导致体内水和电解质紊乱。常用的药物有氢氯噻嗪、螺内酯、呋塞米。苯并吡喃酮类药物能减轻水肿、软化肢体和减少继发感染，但高剂量应用可能具有肝毒性。抗生素类药物用于治疗淋巴水肿引起的蜂窝织炎、淋巴管炎和丹毒。

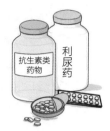

（5）运动治疗：运动是一种用于减轻淋巴水肿的常见康复干预措施，可以改善肌肉力量、心血管功能、生理功能，促进心理健康。运动方式包括伸展运动、有氧运动和力量训练等，患者应在专业人员指导下进行运动，运动时应当戴弹力袖套，以利于组织液回流。

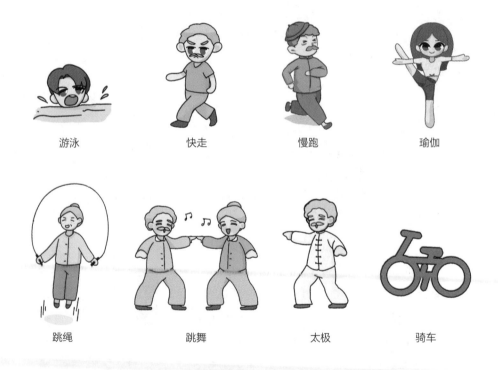

游泳　　　　　快走　　　　　慢跑　　　　　瑜伽

跳绳　　　　　跳舞　　　　　太极　　　　　骑车

（6）饮食和减重疗法：尚无特殊饮食疗法被证实对于无并发症的外周淋巴水肿具有治疗价值。肥胖能够增加淋巴水肿的风险，因此对于超重个体，减重和维持最佳体重应该是淋巴水肿治疗中重要的一环。

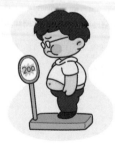

2. 手术治疗

（1）吸脂术：是一种侵入性较小的肢体减容手术，吸脂效果依靠持续穿着加压套来维持。

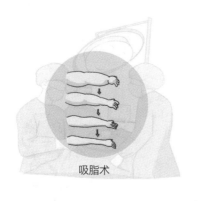

吸脂术

（2）切除术：通过切除患肢水肿的淋巴组织、皮肤移植来修复重建，多用于重度淋巴水肿的外科治疗。

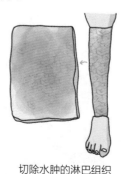

切除水肿的淋巴组织

（3）显微外科手术

1）淋巴管 – 静脉吻合术。

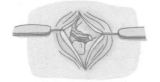

淋巴管 – 静脉吻合术

3）淋巴管移植术。

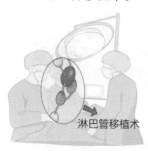

淋巴管移植术

2）淋巴结或淋巴结复合组织移植。

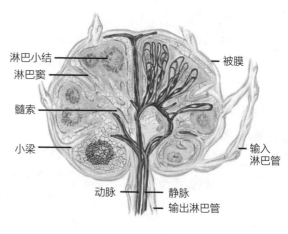

淋巴小结
淋巴窦
髓索
小梁
被膜
输入淋巴管
动脉
静脉
输出淋巴管

淋巴结的结构

五、发生淋巴水肿后，日常生活中有哪些注意事项？

1. 如果身体任何部位出现（蜂窝织炎）感染症状，如皮肤发红、发热、疼痛、肿胀或流感样症状，应及时告诉医务人员进行处理。

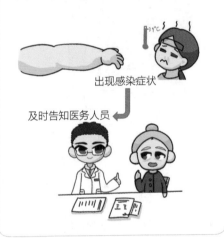

出现感染症状

及时告知医务人员

2. 保持皮肤清洁　保持患侧皮肤清洁和手部卫生，穿棉质、宽松的衣服，避免佩戴首饰或手表。

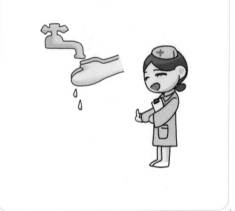

3. 保持皮肤完整性　不宜在患肢进行有创性的操作，如抽血、输液等。洗涤时戴宽松手套，避免长时间接触有刺激性的洗涤液。用乳霜保持患肢和手部皮肤湿润。在进行园艺和与宠物有关的活动时，要穿鞋袜、戴防护手套、穿长袖上衣和长裤等，防止被划伤、抓伤、咬伤，防蚊虫叮咬。小心修剪指甲，使用清洁工具时还应避免伤到表皮。

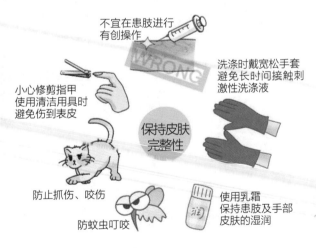

不宜在患肢进行有创操作

小心修剪指甲使用清洁用具时避免伤到表皮

洗涤时戴宽松手套避免长时间接触刺激性洗涤液

保持皮肤完整性

防止抓伤、咬伤

防蚊虫叮咬

使用乳霜保持患肢及手部皮肤的湿润

4. 避免肢体暴露在寒冷或高温环境中　患侧肢体不要热敷或冷敷，避免冻伤或烫伤，沐浴时水温适宜，一般为40℃。在户外时避免阳光直射，涂防晒霜，避免阳光灼伤皮肤。

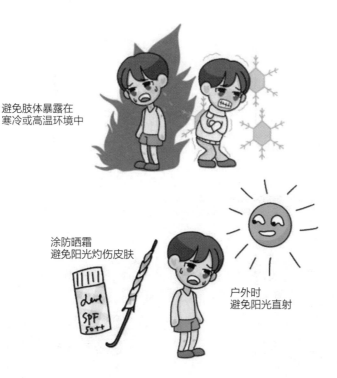

避免肢体暴露在
寒冷或高温环境中

涂防晒霜
避免阳光灼伤皮肤

户外时
避免阳光直射

5. 避免负重　避免提、拉、推过重的物品。避免从事重体力劳动或较剧烈的体育活动。

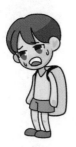

避免负重，避免提、拉、推过重的物品

6. 抬高上肢　休息时可将肘部垫高，使上臂高于胸壁水平，促进上臂血液和淋巴液回流。

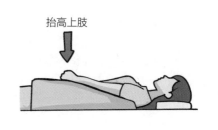

抬高上肢

7. 其他　尽快恢复手臂功能，不要忽视轻微的手指、手背、上肢的肿胀。乘坐飞机或长途旅行时戴弹力袖套。在医生指导下进行适当的体育锻炼，避免过度疲劳。控制食盐摄入，饮食清淡。

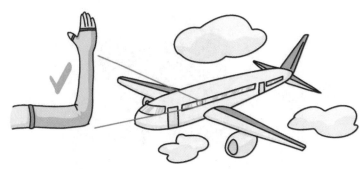

不要忽视手指、手背、上肢轻微的肿胀
乘坐飞机或长途旅行时戴弹力袖套

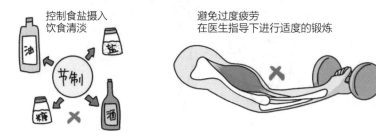

控制食盐摄入
饮食清淡

避免过度疲劳
在医生指导下进行适度的锻炼

（胡小霞　曾小红　张晓霞　吴薛滨）

第四节 睡眠障碍

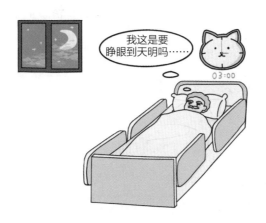

一、每天一定要睡足 8 小时吗?

不一定!

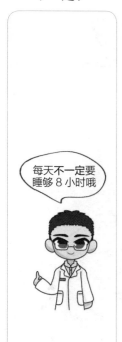

每天不一定要睡够 8 小时哦

不同年龄段所需的睡眠时间不同。各年龄段推荐每日睡眠时长如下图:

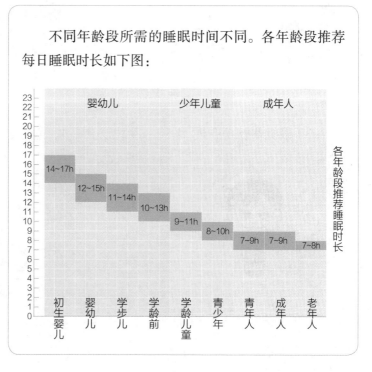

二、长期睡眠不好有哪些表现?

长期睡眠不好会表现为反复入睡困难、夜间易醒、早醒、睡眠质量差、总睡眠时间减少等,同时导致白天疲乏、身体不适、情绪低落或易激惹、认知功能障碍等。

三、长期睡眠不好,对身心健康有什么影响?

1.影响生理健康

（1）体重增加或减轻。

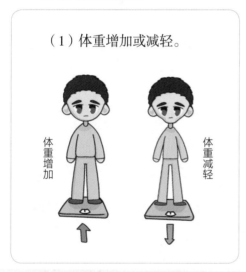

（2）皮肤变差。

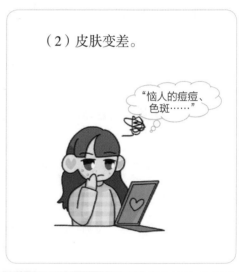

（3）视觉偏差或错觉。

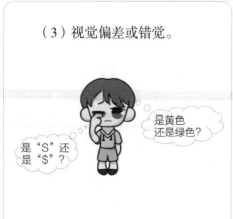

（4）免疫力降低。

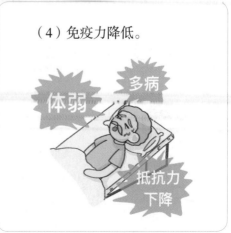

（5）诱发疼痛或加重疼痛感。

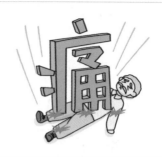

2．带来负面情绪，患者情绪低落或易激惹。

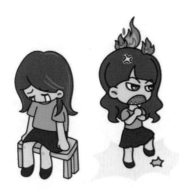

3．影响认知和日常行为

（1）注意力和记忆力减退，学习、工作、社交能力下降。

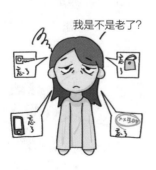

我是不是老了？

（2）反应迟钝，兴趣、精力减退，工作或生活中易出错。

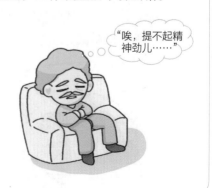

"唉，提不起精神劲儿……"

103

四、常见睡眠误区有哪些?

睡眠误区 1:睡不着不是病,再熬一会儿就睡着了!

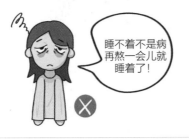

正确认识:失眠需要及时就诊,否则失眠会更严重。

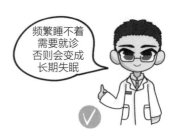

睡眠误区 2:晚上睡不着就白天多睡会儿!"

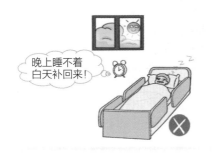

正确认识:白天睡眠过多会影响夜间睡眠!

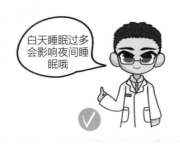

睡眠误区 3:在睡前饮酒、高强度锻炼能帮助睡眠。

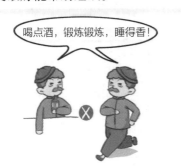

正确认识:睡前饮酒、高强度锻炼,使大脑处于兴奋状态,不利于入睡。

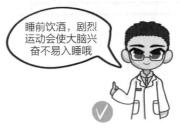

睡眠误区 4：睡不着只能吃安眠药，别无他法。

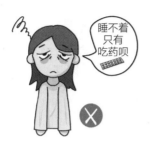

正确认识：不用药也有办法睡得好。

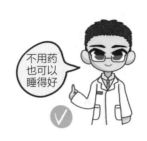

五、睡不着怎么办?

（一）不依赖助眠药物，睡不着可以这么做！

　　1. 遵守"睡眠十律"

（1）创造良好睡眠环境：卧室清洁，温、湿度适宜，无噪声、强光、蚊虫干扰。被褥干净，柔软舒适，睡衣宽松、吸汗。

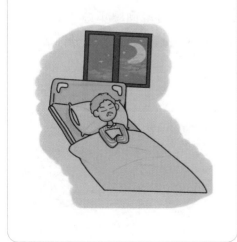

（2）培养良好睡眠规律：定时入睡，定时起床。

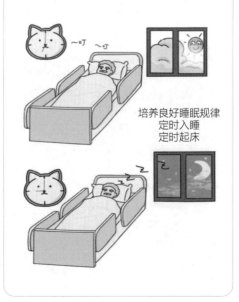

（3）每日规律运动：清晨和 /
或傍晚锻炼身体，睡前 3 ~ 4 小时
内避免剧烈锻炼。

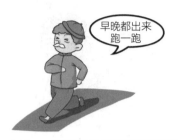

（4）增加白天室外活动时间。

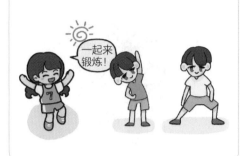

（5）睡前不用手机、平板、
电脑等电子产品。

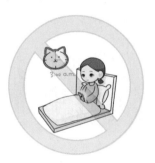

（6）睡前避免暴饮暴食，少
喝水。

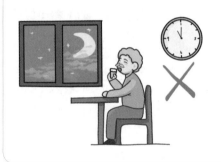

（7）睡前 4 ~ 6 小时内不喝浓
茶、咖啡或吸烟。

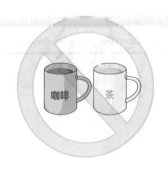

（8）若晚间睡不好，则白天
小睡时间尽量不超过 30 分钟。

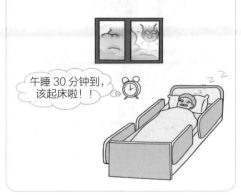

（9）睡前温水泡脚，可配合足底按摩。

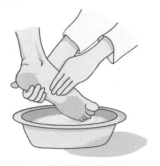

（10）保持良好心情，及时宣泄郁闷！

保持愉悦的心情

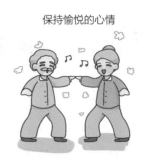

2．**放松训练**　睡前可选择渐进性肌肉放松、腹式深呼吸、瑜伽、冥想等方法放松身心，帮助身体迅速进入睡眠状态。这些方法尤其适合夜间频繁醒觉的人。

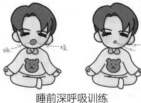

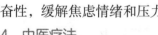

睡前深呼吸训练　　　　　　　睡前冥想

3．**音乐疗法**　睡前播放轻柔舒缓的音乐，降低交感神经的兴奋性，缓解焦虑情绪和压力。

睡前听轻音乐放松

4．**中医疗法**

（1）芳香中药：自制药枕，根据不同季节定期更换枕芯。如春天可选桑叶枕，舒达肝气；夏季选菊花蚕砂枕，清热除烦，安神助眠；秋季选择绿豆枕，清燥泻火；冬季选择灯芯草枕，透郁利尿。

桑叶枕　　　　　菊花蚕砂枕　　　　绿豆枕　　　　灯芯草枕

（2）穴位按摩：疏通经脉，缓急止痛，改善睡眠。常用的穴位有百会穴、安眠穴、神门穴、三阴交穴等。每日睡前按摩 5~10 分钟。

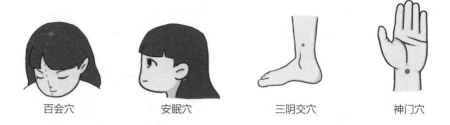

百会穴　　　　安眠穴　　　　三阴交穴　　　　神门穴

5. 顽固失眠应对小策略

（1）"白" + "黑" 睡眠时间限制法

"白"：白天避免小睡，刺激夜间睡眠。

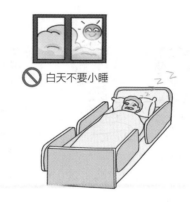

🚫 白天不要小睡

"黑"：缩短夜间无效卧床时间。定时上床睡觉，不论睡着与否，质量如何，保证定时起床。

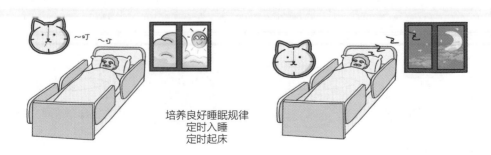

培养良好睡眠规律
定时入睡
定时起床

（2）睡眠刺激控制 3 步法

1）具体内容：①有睡意才上床睡觉；②不在床上做与睡眠无关的事，如看手机、阅读、思考问题及进食等；③卧床 20 分钟仍睡不着，下床离开卧室，做一些简单活动，等有困意了再返回卧室睡觉；④不论多晚入睡，定时起床；⑤白天避免小睡。

2）具体操作步骤：参照下图步骤 1～3，其中步骤 2 可反复循环，直到步骤 3。

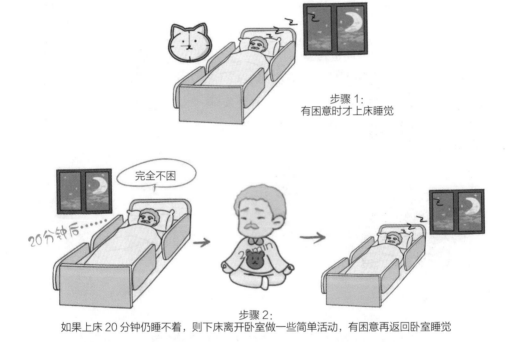

步骤 1：
有困意时才上床睡觉

步骤 2：
如果上床 20 分钟仍睡不着，则下床离开卧室做一些简单活动，有困意再返回卧室睡觉

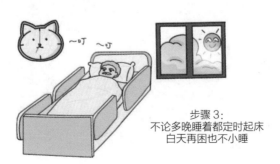

步骤 3：
不论多晚睡着都定时起床
白天再困也不小睡

（二）遵医嘱合理使用助眠药物，"按需""间断""足量"！

（1）按需服药：预期入睡困难时，于睡前 5~15 分钟服药。

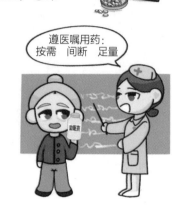

预期入睡困难的情况：①上床 30 分钟后仍不能入睡；②比以往起床时间提早 ≥ 5 小时醒来且无法再次入睡；③第 2 天白天有重要工作或事情；④白天使用了激素类药物如地塞米松。

（2）间断用药：遵医嘱每周服药 3~5 天，而不是连续每晚用药（部分抗抑郁药物除外）。

（3）足量用药：遵医嘱从小剂量开始用药，一旦达到药效后不随意调整药量。

最常见且需注意的不良反应有头晕、口干、食欲缺乏、便秘、跌倒、用药后次日困乏或睡不醒等。

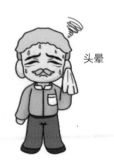

头晕

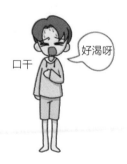

口干

好渴呀

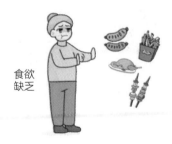

食欲缺乏

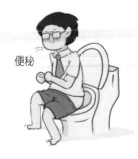

便秘

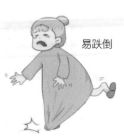

易跌倒

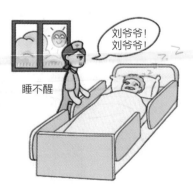

睡不醒

刘爷爷！刘爷爷！

（韩满霞 刘娟 陈华英）

第四章

漫话安宁疗护

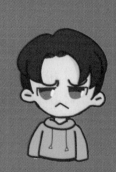

  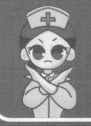

第一节 沟通

受社会文化影响，医护人员对患者及家属癌症的告知方法、态度与内容在各国、各地区存在一定差异。我国由于"保护性医疗制度"，医护人员通常将癌症诊断告知患者家属，不直接告知患者。随着社会发展和医学进步，告知癌症患者病情已经成为趋势。

一、影响癌症患者接受诊断的因素有哪些?

（1）对肿瘤认知不够。

（2）对治疗效果期望值过高。

（3）对治疗费用的担忧。

（4）家庭和社会支持不足。

二、癌症患者得知诊断后的心理分期有哪些?

诊断癌症对患者而言是一件极大的负性生活事件，患者需要调动身体和心理应激系统以应对患癌危机。通常情况下，罹患癌症后，患者都会经历震惊、否认、愤怒、绝望、接受五个心理分期。

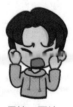 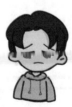 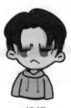 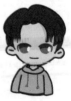

震惊、否认　　　　绝望　　　　　愤怒　　　　　接受

三、是否告知患者实情?

1. 是否告知患者癌症诊断无统一标准，可供参考的因素有以下几个方面:

（1）护士应尊重患者的知情权，包括了解疾病信息、治疗方法、护理措施、预后、医疗费用等。

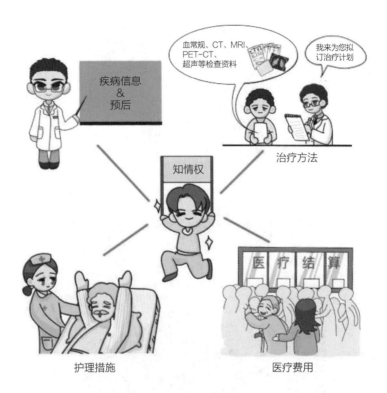

护理措施　　　　　　　　　医疗费用

（2）帮助患者树立"癌症不等于死亡"的信念。

（3）与患者及其家属沟通，了解患者的心理状态和性格。

（4）鼓励家属参与病情告知和治疗决策。

（5）分阶段告知患者病情，选择合适的告知时间，提供良好的告知环境。

癌症≠死亡

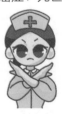

2. 作为家属，应做到以下几方面：

（1）理解患者在情绪上的波动。

（2）积极学习疾病相关知识，了解疾病病因、治疗方法、护理要点、康复锻炼等信息。

（3）积极配合医生，鼓励患者接受正规治疗。

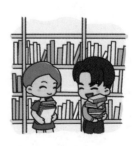

（4）主动寻求医生、护士和心理咨询师的帮助。

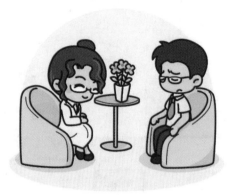

（5）鼓励患者培养业余爱好，如看书、旅游、运动、养花等。

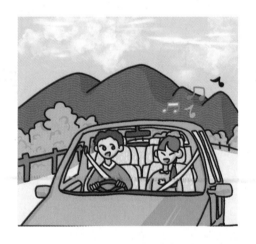

（钟婷　陶琳　张晓霞）

第二节 谈论死亡

一、晚期肿瘤患者，如何能让生命更有尊严？

现代医学在治疗晚期癌症过程中依然存在很大挑战。对于预期生命不超过 6 个月的患者，目前更好的选择就是舒缓治疗，也叫姑息治疗。舒缓治疗包含 5 大核心原则：

1. 维护生命，把死亡当作正常过程。

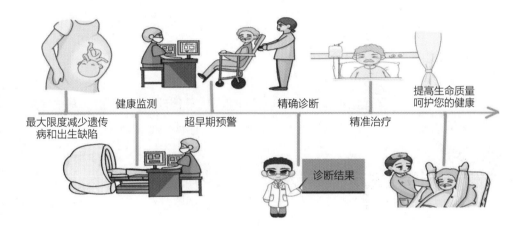

最大限度减少遗传病和出生缺陷　健康监测　超早期预警　精确诊断　诊断结果　精准治疗　提高生命质量 呵护您的健康

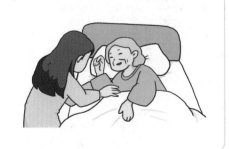

2. 不加速也不拖延死亡。

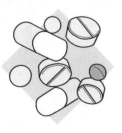

3. 减轻疼痛和其他痛苦症状。

4. 为患者提供身体上、心理上、社会上和精神上的支持直到患者去世。

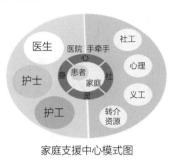

家庭支援中心模式图

5. 在患者重病期间及去世时为家属提供哀伤抚慰和其他帮助。

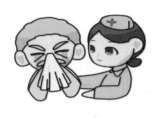

二、亲人即将离去，该怎么办?

当死亡来临已经无法改变，家属应该和患者一起坦然面对死亡，安排好后事，尽量减轻患者痛苦，让患者开开心心地生活，体体面面地离去。

（一）陪伴

可以通过轻抚手、拍拍肩膀等触摸的方式对患者表达关怀。

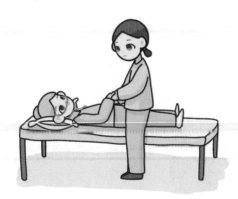

（二）倾听

在癌症终末期，患者可能会有一系列强烈的心理反应，家属要认真倾听，让患者充分表达自己的感受，以排解内心的痛苦和不安。

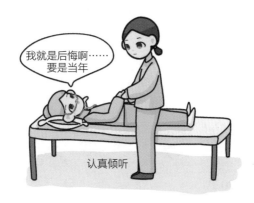

认真倾听

（三）肯定

在临终前，很多癌症终末期患者会自怨自艾，后悔自己以前的所作所为，即使他们没有错。这时候家属就要给予肯定，对患者的悔意表现出接纳的态度，让患者能够坦然接受死亡的到来。

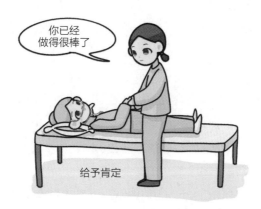

给予肯定

（骆姣　何赟莉　郑儒君　吴薛滨）

参考文献

[1] 韩芳，唐向东，张斌，等. 中国失眠症诊断和治疗指南 [J]. 中华医学杂志，2017，97（24）：1844-1856.

[2] 柯重伟，王鑫，王会鹏，等. 胃癌 听专家怎么说 [M]. 上海：上海交通大学出版社，2020.

[3] 李春峰. 胃肠肿瘤诊疗医嘱手册 [M]. 北京：人民卫生出版社，2020.

[4] 李晔雄. 肿瘤放射治疗学 [M]. 5 版. 北京：中国协和医科大学出版社，2018.

[5] 刘宁飞. 淋巴水肿——诊断与治疗 [M]. 北京：科学出版社，2014.

[6] 卢铀. 临床肿瘤学 [M]. 2 版. 成都：四川大学出版社，2015.

[7] 中华医学会神经病学分会，中华医学会神经病学分会睡眠障碍学组. 中国成人失眠诊断与治疗指南（2017 版）[J]. 中华神经科杂志，2018，51（5）：324-335.

[8] 中国抗癌协会血液肿瘤专业委员会，中华医学会血液学分会白血病淋巴瘤学组，中国临床肿瘤学会抗淋巴瘤联盟. 造血干细胞移植治疗淋巴瘤中国专家共识（2018 版）[J]. 中华肿瘤杂志，2018，40（12）：927-934.

[9] 中华医学会，中华医学会肿瘤学分会，中华医学会杂志社. 中华医学会肺癌临床诊疗指南（2019 版）[J]. 中华肿瘤杂志，2020，42（4）：257-287.

[10] NELIGAN P，MARCIA J，PILLAR N. 淋巴水肿全面管理与手术治疗 [M]. 章一新，蒋朝华，宋慧峰，等译. 上海：上海科学技术出版社，2020.

[11] BERGER A，REGUEIRO C，HIJAL T，et al. Interest of supportive and barrier protective skin care products in the daily prevention and treatment of cutaneous toxicity during radiotherapy for breast cancer[J]. Breast Cancer: Basic and Clinical Research，2018（12）:1-7.

[12] CONGWEI LR，GERMANA C，PABLO FP. Management of the cutaneous adverse effects of antimelanoma therapy[J]. Melanoma Management，2017，4（4）：187-202.

四川大学 華西醫院
WEST CHINA HOSPITAL
SICHUAN UNIVERSITY
1892

漫话
肿瘤科疾病

临床护理健康教育指导丛书

漫话骨科疾病

漫话神经内科疾病

漫话神经外科疾病

漫话手术室

漫话精神疾病

漫话肿瘤科疾病

漫话内分泌代谢性疾病

漫话老年人安全照护

漫话疾病康复

漫话呼吸科疾病

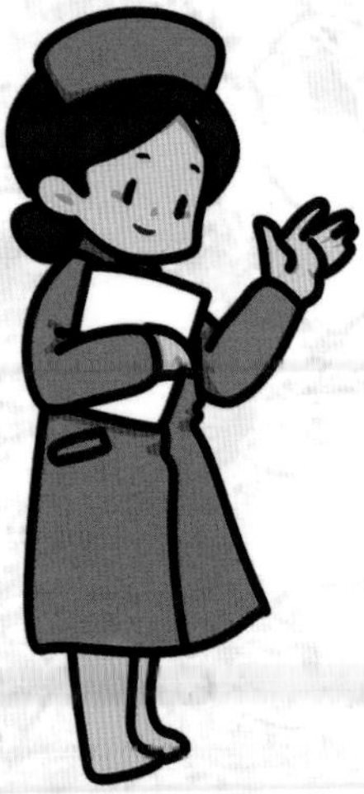

策划编辑 梁玉林

责任编辑 杨鹏远

书籍设计 姚依帆

人卫智网
www.ipmph.com
医学教育、学术、考试、健康，
购书智慧智能综合服务平台

人卫官网
www.pmph.com 人卫官方资讯发布平台

关注人卫健康
提升健康素养

ISBN 978-7-117-32231-7

9 787117 322317 >

定 价：52.00 元